Rehana Zia
Madeeha Riaz
Sitara Maqsood

Avaliação in vitro de um sistema cerâmico à base de CaO-P2O5-SiO2-Na2O-TiO2

Rehana Zia
Madeeha Riaz
Sitara Maqsood

Avaliação in vitro de um sistema cerâmico à base de CaO-P2O5-SiO2-Na2O-TiO2

ScienciaScripts

Cover image: www.ingimage.com

This book is a translation from the original published under ISBN 978-3-659-85448-4.

Publisher:
Sciencia Scripts
is a trademark of
Dodo Books Indian Ocean Ltd. and OmniScriptum S.R.L publishing group

120 High Road, East Finchley, London, N2 9ED, United Kingdom
Str. Armeneasca 28/1, office 1, Chisinau MD-2012, Republic of Moldova, Europe
Managing Directors: Ieva Konstantinova, Victoria Ursu
info@omniscriptum.com

Printed at: see last page
ISBN: 978-620-8-50748-0

Índice:

Avaliação in vitro de um sistema cerâmico à base de CaO-P2O5-SiO2-Na2O-TiO2

Por

Rehana Zia, Madeeha Riaz, Sitara Maqsood
Departamento de Física
Universidade de Lahore College for Women
Lahore, Paquistão

RESUMO

Neste estudo, o efeito da substituição de TiO_2/SiO_2 na bioatividade in-vitro de cerâmicas baseadas no sistema $CaO-P_2O_5-SiO_2-Na_2O$ foi investigado através da análise da capacidade de formação de apatite em solução SBF. A difração de raios X (XRD) foi utilizada para identificar as várias fases cristalinas precipitadas após um tratamento térmico a 900° C e para confirmar a formação de HCA na superfície após imersão em SBF. Em todas as amostras apareceram picos cristalinos de Parawollastonite ($CaSiO_3$), silicato de sódio e cálcio ($Na_2Ca_3Si_6O_{16}$), Combeite ($Na_2Ca_2Si_3O_9$) e oxiapatite ($Ca_{10}(PO_4)_6O$). Com a introdução de TiO_2, uma nova fase de whitlockite ($Ca_3(PO_4)_2$) apareceu nas cerâmicas com intensidade crescente até à amostra contendo 14 mol% de titânia. Uma fase menor contendo titânio ($NaTi_2(PO_4)_3$) apareceu em amostras contendo 7, 10,5 e 14 mol% de TiO_2, o que indica que a taxa de cristalização aumenta com a adição de titânia. Foi detectado um pico cristalino de HCA em todas as amostras reagidas, com intensidade máxima na biocerâmica com 10,5 mol% de TiO_2. A espetroscopia de infravermelhos com transformada de Fourier (FTIR) foi utilizada para determinar a taxa de formação de apatite de carbonato de hidroxilo (HCA) sobre a superfície da cerâmica e sugeriu que a apatite se tornou cristalina mais cedo na cerâmica com 10,5 mol% de TiO_2 do que nas outras amostras, o que significa que possui a maior bioatividade de todas as outras amostras preparadas. A análise da libertação de iões realizada por espetroscopia de absorção atómica (AAS), o pH e as medições de perda de peso também confirmaram estes resultados. Também foram efectuadas medições de densidade para estudar a compacidade da estrutura cerâmica, tendo-se verificado que a adição de titânia até 10,5 mol% resulta no amolecimento da rede, o que aumenta as taxas de dissolução e, consequentemente, acelera a formação de apatite na SBF. Ao passo que, com 14 mol% de titânia, a densidade da cerâmica aumentou, o que sugere um aumento da compactação da estrutura. Isto resultou numa diminuição da solubilidade e, por conseguinte, suprimiu o mecanismo de libertação de iões que, por sua vez, retardou a formação de apatite nos dias iniciais, mas após longos períodos de imersão, não inibiu o crescimento da apatite. Foi efectuada uma análise SEM para estudar as alterações na textura da superfície e a formação de apatite com a adição de titânia. Observou-se que os aglomerados de partículas esféricas de apatite se distribuíam homogeneamente por toda a superfície das cerâmicas contendo até 10 mol% de TiO_2, enquanto que na cerâmica com 14 mol% de TiO_2 estavam apenas parcialmente dispersos.

Capítulo 1

INTRODUÇÃO

As cerâmicas são materiais inorgânicos não metálicos, normalmente duros, quebradiços e com temperaturas de fusão elevadas devido a várias combinações de diferentes elementos metálicos e não metálicos. Estas propriedades tornam as cerâmicas quimicamente estáveis e conferem-lhes uma boa resistência à compressão, pelo que são amplamente utilizadas como isoladores térmicos e eléctricos [1]. As cerâmicas utilizadas para a reconstrução do esqueleto, ou seja, para reparar e restaurar as funções dos tecidos danificados e doentes, são designadas por biocerâmicas. As biocerâmicas têm uma vasta gama de propriedades excepcionais que as tornam os materiais mais adequados para aplicações biomédicas, particularmente em medicina dentária e ortopedia [2]. As cerâmicas bioactivas ganharam especial interesse devido à sua capacidade de ligação óssea na interface entre os tecidos e o implante através do desenvolvimento da camada de hidroxiapatite, que é uma fase importante do osso natural [3].

1.1 Biomateriais

"Um material destinado a interagir com os sistemas biológicos para avaliar, tratar ou substituir qualquer tecido, órgão ou função do corpo é designado por biomaterial" [4]. Os biomateriais são os materiais sintéticos que não produzem qualquer reação tóxica no organismo quando entram em contacto com o tecido humano devido à sua presença [5]. Os biomateriais são amplamente utilizados em aplicações clínicas e desempenham a sua tarefa de forma adequada sem produzir quaisquer efeitos prejudiciais nos tecidos vizinhos dos corpos vivos [6].

O conceito de biomaterial não é novo: de facto, os antigos egípcios utilizavam fios de ouro para apertar os dentes soltos aos dentes vizinhos [7]. A biofuncionalidade e a biocompatibilidade são duas condições principais que devem ser cumpridas por qualquer tipo de biomaterial utilizado para reparar o corpo, independentemente da sua composição e aplicação. A biocompatibilidade pode ser definida como a capacidade de um material para funcionar com uma reação adequada do hospedeiro numa determinada aplicação, ou seja, os tecidos e o corpo inteiro devem aceitar o implante. A biofuncionalidade é a capacidade do implante para atingir a função específica para a qual foi fabricado [8].

1.1.1 Tipos de biomateriais

Os biomateriais dividem-se em quatro tipos principais:

> Metais

> Cerâmica

> Polímeros

> Compósitos

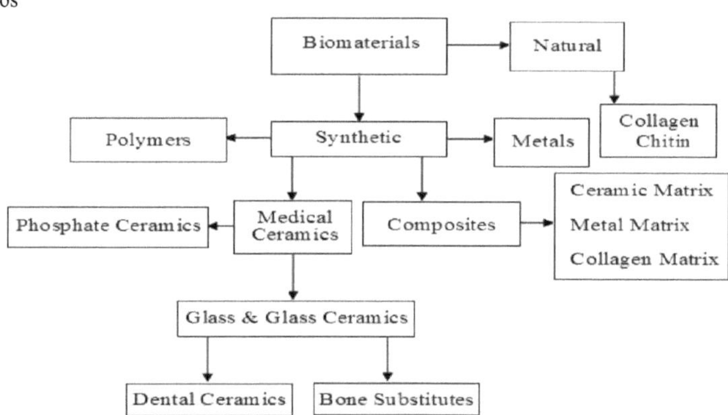

Fig 1.1: Tipos de biomateriais

Cada tipo tem as suas vantagens e desvantagens específicas, enumeradas no quadro 1.1. Por exemplo, os metais têm propriedades mecânicas superiores às de outros tipos. As biocerâmicas apresentam uma excelente biocompatibilidade, enquanto os polímeros são fáceis de fabricar com as propriedades desejadas (físicas e mecânicas) e a baixo custo [9, 10].

Os compósitos são normalmente constituídos por duas ou mais fases e têm muitas vantagens. A dentina, a pele e a cartilagem são alguns exemplos de compósitos naturais [11].

Tabela 1.1: Vantagens e desvantagens de diferentes biomateriais [12].

Materiais	Vantagens	Desvantagens	Exemplos
Polímeros (nylon, silicone, borracha, poliéster, etc.)	Resiliente, fácil de fabricar	Não é resistente, deforma-se com o tempo e pode degradar-se	Suturas, vasos sanguíneos, outros tecidos moles, órbita da anca
Metais (Ti e suas ligas, Co-ligas de Cr, Au, Ag, aço inoxidável, etc.)	Forte, resistente, dúctil	Pode corroer-se, denso, difícil de fabricar	Substituições de articulações, implantes de raízes dentárias, placas e parafusos ósseos
Cerâmica (alumina, zircónia, fosfatos de cálcio, incluindo hidroxiapatite, carbono)	Muito biocompatível	Frágil, não resiliente, fraco em tensão	Implantes dentários e ortopédicos
Compósitos (cimento ósseo reforçado com carbono, arame ou fibra)	Forte, feito à medida	Difícil de fabricar	Cimento ósseo, resina dentária

1.2 Osso natural em seres humanos

"O osso é um compósito no qual os cristalitos de apatite estão integrados nas fibras de colagénio numa estrutura tridimensional" [13]. O osso é um tecido vivo que exibe uma força definida e uma estrutura rígida, mas também mantém alguma elasticidade. A regeneração óssea ocorre ao longo de toda a vida e todos os anos cerca de 10% da massa óssea é restaurada por dois tipos de células chamadas osteoblastos e osteoclastos [14]. O osso natural é uma mistura biológica complexa de certas fases orgânicas e alguns minerais [15].

As fibras de colagénio e uma pequena quantidade de proteínas não colagénicas constituem a fase orgânica do osso natural, enquanto a fase mineral é constituída por microcristais de fosfatos de cálcio, principalmente apatite hidroxilada carbonatada. Alguns osteoblastos (as células responsáveis pela formação do osso) e osteoclastos (células que reabsorvem o osso) também estão presentes no osso [16, 17].

A composição atual do osso natural dos seres humanos é apresentada no quadro 1.2.

Tabela 1.2: Composição óssea humana [18-20].

Constituinte	**Osso (% em peso)**
Cálcio, Ca^{2+}	24.5
Fósforo, P	11.5
Sódio, Na^{+}	0.7
Potássio, K^{+}	0.03
Magnésio, Mg^{2+}	0.55
Carbonato, $CO3^{2-}$	5.8
Fluoreto, F^{-}	0.02
Cloreto, Cl^{-}	0.10
Total inorgânico (substâncias minerais)	65.0
Total Colagénio e substâncias orgânicas	25.0
H2O absorvido	9.7

Existem vários tipos de ossos no corpo humano, mas a principal preocupação do material implantado é com o osso cortical e esponjoso. O osso cortical, também conhecido como osso compacto, é mais denso do que o osso esponjoso e é constituído por unidades cilíndricas longas e paralelas. Nos ossos longos, os ossos corticais estão presentes nos seus eixos. O osso cortical é um pouco menos hidratado e mais mineralizado em comparação com o osso esponjoso [21, 22]. A medula óssea está contida na parte mais interna do osso, produzindo muitos glóbulos vermelhos e brancos e está rodeada por osso cortical [23].

O osso esponjoso, também designado por osso esponjoso (ou trabécula), tem uma secção transversal semelhante a um favo de mel e está presente nas extremidades dos ossos longos. O osso esponjoso é constituído por trabéculas que são as pequenas escoras do osso [24].

A figura 1.2 mostra o osso cortical e o osso esponjoso presentes num osso longo.

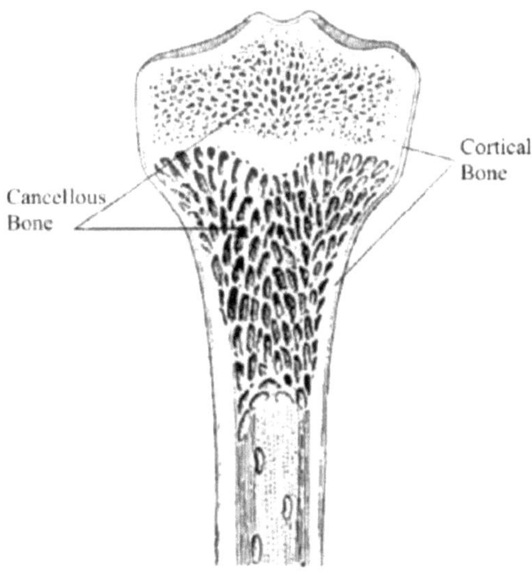

Fig 1.2: Secção longitudinal de um fémur humano

1.2.1 Enxerto ósseo

Uma grande percentagem de biomateriais é utilizada em enxertos ósseos, ou seja, para implantar ou transplantar um material no corpo do doente. Este material pode ser sintético e pode ser obtido a partir do corpo do doente ou de outro corpo (por exemplo, animais e outros seres humanos) [25].
Dependendo deste facto, existem basicamente três tipos de enxertos ósseos, conforme mencionado na tabela 1.3.

Tipos	**Definição**	**Desvantagens**
Autogéneo	O tecido de enxerto ósseo é transplantado de uma parte do corpo do doente para a outra parte	• O local saudável do osso é afetado • Disponibilidade limitada de osso • Necessidade de uma segunda operação
Alogénico	O tecido de enxerto ósseo é obtido a partir do corpo de outros seres humanos	• Transmissão de células tumorais • Infeção bacteriana e viral • Desenvolvimento de anticorpos no sistema ABO devido a transplante ósseo incompatível com o grupo sanguíneo

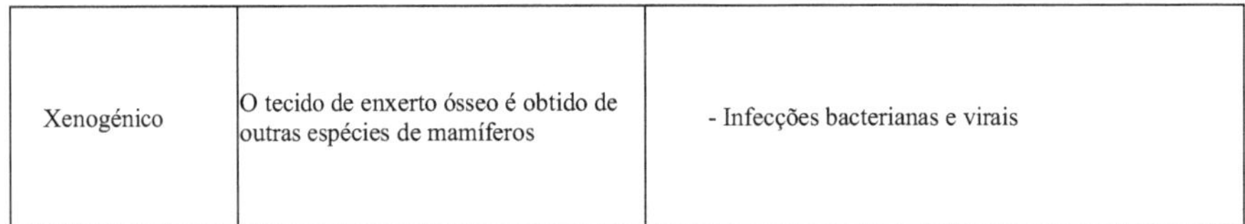

Xenogénico	O tecido de enxerto ósseo é obtido de outras espécies de mamíferos	- Infecções bacterianas e virais

Tabela 1.3: Tipos de enxertos ósseos [6].

Para ultrapassar todos estes riscos, é preferível utilizar biomateriais sintéticos que provaram ser os mais biocompatíveis [27].

1.3 Cerâmica

"Uma cerâmica é um sólido não metálico, inorgânico, preparado por fusão de partículas através de sinterização a alta temperatura no estado sólido" [28]. As cerâmicas são os materiais mais utilizados no nosso quotidiano. A palavra cerâmica deriva de "keramikos", uma palavra grega que significa "material queimado", o que indica que, para atingir as propriedades pretendidas, as cerâmicas são normalmente tratadas a altas temperaturas [29].

Normalmente, as cerâmicas têm uma natureza cristalina e podem ser consideradas como elementos intermédios entre os elementos metálicos e não metálicos. São possíveis diferentes tipos de microestruturas para as cerâmicas, por exemplo, podem ter uma estrutura completamente vítrea ou amorfa (vidros), uma estrutura completamente cristalina (cerâmica) ou uma mistura das estruturas vítrea e cristalina (vitrocerâmica).

As cerâmicas são bastante diferentes dos sólidos moleculares, uma vez que não têm moléculas discretas, mas são compostas por arranjos regulares de átomos interligados. Normalmente, as cerâmicas têm ligações mistas, ou seja, uma união de ligações iónicas, covalentes e, ocasionalmente, metálicas. A natureza frágil das cerâmicas deve-se também a esta ligação mista iónica e covalente, devido à qual os átomos estão fortemente ligados entre si. Na sua maioria, as cerâmicas são uma mistura de metais, metalóides e não metais e, geralmente, a maioria das cerâmicas são óxidos, nitretos ou carbonetos [30].

1.3.1 Propriedades da cerâmica

As propriedades típicas das cerâmicas são as seguintes

- Duros e frágeis, uma vez que as ligações mistas iónicas e covalentes mantêm os átomos constituintes firmemente ligados
- Alta temperatura de fusão
- Resistente ao desgaste
- Isoladores (térmicos e eléctricos), uma vez que os electrões de valência estão ligados em ligações
- Resistente à oxidação
- Quimicamente estável
- Aspeto estético fino.

Devido a todas estas propriedades e à durabilidade da cerâmica, esta pode ser amplamente utilizada na indústria médica. A principal dificuldade das cerâmicas é a sua natureza frágil, mas este problema pode ser ultrapassado utilizando cerâmicas em combinação com diferentes metais e polímeros, o que melhora significativamente a sua resistência e elasticidade [31].

1.4 Biocerâmica

Os materiais cerâmicos que são utilizados para substituir e reparar as partes danificadas e infectadas do corpo e também para restaurar a sua função são designados por biocerâmicas [32]. Para serem utilizadas com êxito, as biocerâmicas têm de cumprir determinados requisitos, a seguir indicados:

- Não tóxico
- Não cancerígeno
- Não alérgico
- Não-inflamatório
- Biocompatível
- Apresentam uma boa biofuncionalidade durante um longo período [33].

É uma tendência natural que, à medida que a idade aumenta, os ossos se tornem mais fracos devido à diminuição da densidade dos ossos, o que também aumenta o perigo de fratura óssea. Isto deve-se ao facto de os osteoblastos, que são as células de crescimento do osso, se tornarem ineficientes com o tempo e, à medida que a idade aumenta, a sua capacidade de produzir novo osso e de reparar as fracturas também diminui.

A principal exigência da época atual e o desafio para os investigadores é conceber e fabricar esse tipo de biomaterial que pode funcionar corretamente no interior do corpo durante muitos anos sem produzir qualquer efeito tóxico e sem causar qualquer dano aos tecidos vivos na atmosfera circundante do biomaterial implantado. O fabrico de biocerâmicas consiste basicamente na síntese de fases minerais específicas com as propriedades requeridas [34].

1.4.1Formas e fases da biocerâmica

Para aplicações clínicas, as biocerâmicas são mais frequentemente utilizadas nas seguintes formas:

- >**Sob** a forma de um material a granel com uma forma definida, que é designado por implante ou dispositivo protésico.
- >**Sob** a forma de pós utilizados como enchimentos para preencher o espaço enquanto os processos naturais restauram a função do tecido.
- >**Sob** a forma de revestimento sobre o substrato de elevada resistência.
- >**Sob** a forma de compósito que combina as propriedades de diferentes materiais para melhorar certas propriedades, nomeadamente a resistência mecânica.

As biocerâmicas são fabricadas em diferentes fases, dependendo das propriedades e funções desejadas a serem desempenhadas por estes materiais. Estas fases incluem:

- >Cerâmica monocristalina, por exemplo, safira, que, devido à sua elevada resistência, é normalmente utilizada para implantes dentários
- >Cerâmicas **policristalinas** , por exemplo, alumina e apatite hidroxilada
- >**Vidros** , por exemplo, bioglass, que têm a capacidade de se ligar ativamente ao osso para reparar os seus defeitos, apesar da sua resistência comparativamente baixa
- >Cerâmica **de vidro** , por exemplo, cerâmica de vidro A/W, que é utilizada para substituir vértebras devido à sua elevada resistência
- >**Compósitos** , por exemplo, polietileno-hidroxiapatite [35].

1.4.2 Exigências para a cerâmica médica

Para que um material possa ser utilizado clinicamente, devem ser satisfeitas duas exigências:

- > A interface entre o implante e os tecidos conjuntivos deve ser estável.
- > O comportamento mecânico e funcional do implante deve corresponder ao tecido para o qual é implantado.

Até à data, foram poucos os materiais que satisfazem estes requisitos rigorosos [36].

1.4.3 Tipos de biocerâmica - Resposta dos tecidos

Sempre que um material biocerâmico é implantado no interior do corpo, há sempre alguma reação dos tecidos circundantes ao material implantado. Esta reação depende do tipo de material implantado no interior do corpo. Foi provado experimentalmente que não existe nenhum material sintético que mostre cem por cento de biocompatibilidade após a implantação no corpo. Os materiais que apresentam uma biocompatibilidade total são apenas aqueles que são produzidos naturalmente pelo próprio osso. Do mesmo modo, não existe nenhum material sintético que seja considerado completamente inerte, uma vez que todos os materiais têm de produzir algum efeito na atmosfera biológica circundante e, em contrapartida, os tecidos também produzem alguma reação no material implantado. Existem determinados factores que afectam a resposta do tecido na interface entre o implante e o tecido, como a composição do implante, as fases, a morfologia, a porosidade e a quantidade de carga aplicada [37].

Geralmente, são esperados quatro tipos de respostas na interface sempre que um tecido entra em contacto com o material implantado, que são brevemente explicados a seguir:

A principal razão para a utilização de cerâmicas no interior do corpo é o seu comportamento não tóxico, que protege o corpo do doente de qualquer dano, porque se implantarmos material tóxico no interior do corpo, os tecidos podem morrer, uma vez que estes materiais libertam determinados químicos para o fluido dos tecidos circundantes, o que pode causar danos ao doente [38].

A maior parte dos biomateriais, quando implantados no corpo, entram em contacto com os tecidos e estes desenvolvem um mecanismo de proteção, produzindo uma cápsula fibrosa não aderente à volta do implante que isola ou separa o implante dos tecidos do hospedeiro. Com o tempo, os tecidos hospedeiros podem encapsular completamente o implante no interior da camada fibrosa de tecidos. Isto acontece no caso dos metais e dos polímeros. A zircónia e a alumina, que são cerâmicas quase quimicamente inertes, produzem este tipo de resposta na interface. A espessura desta cápsula ou camada fibrosa depende de muitos factores, incluindo o tipo de material e os tecidos circundantes, o grau do seu movimento relativo, o ajuste na interface e a reatividade (por exemplo, os implantes reactivos feitos de metais produzem camadas mais espessas na interface, enquanto a zircónia produz uma camada muito fina em condições adequadas) [39].

Quando o material é biologicamente ativo, resulta na formação de uma ligação interfacial entre o tecido e o implante. Este tipo de interface é conhecido como bioativo. A ligação inibe o movimento entre o material implantado e os tecidos circundantes e a interface imita o tipo de interface que é produzido pelos tecidos naturais quando estes tentam reparar-se a si próprios. O desenvolvimento deste tipo de interface exige que a reatividade química do material seja superior a uma taxa controlada [40].

Uma caraterística importante dos tecidos naturais (que se encontram em equilíbrio dinâmico) é que, quando se reparam a si próprios, a interface muda com o tempo, e uma caraterística semelhante é possuída pela interface produzida por materiais bioactivos. No entanto, quando a taxa de alteração desta interface é adequadamente rápida, o material implantado é reabsorvido ou dissolvido, sendo finalmente substituído pelos tecidos circundantes.

A composição química dos biomateriais que são reabsorvidos após a implantação é muito importante e deve cumprir as seguintes condições:

- A composição deve ser tal que os fluidos corporais sejam capazes de os degradar quimicamente ou que os macrófagos (uma grande célula fagocítica, ou seja, um glóbulo branco que ingere as partículas nocivas externas, como as bactérias, e que se encontra principalmente no local da infeção) os possam digerir.
- Os produtos libertados pela degradação do material devem ser não tóxicos, de modo a não causarem danos aos tecidos em contacto [41, 42].

> .4.4 Tipos de biocerâmica

A forma como o tecido se irá fixar ao implante depende inteiramente da resposta do tecido na interface. Dependendo da reação dos tecidos ao material implantado, que ocorre na interface entre o implante e o tecido, as biocerâmicas podem ser classificadas em quatro categorias básicas:

- Materiais bio-inertes
- Materiais porosos
- Materiais bioactivos
- Materiais reabsorvíveis

1.4.4.1 Materiais bio-inertes

Os materiais que não produzem qualquer tipo de ligação química com os tecidos hospedeiros ou com o osso circundante aquando da implantação são designados por materiais bio-inertes, formando antes uma cápsula fibrosa fina à volta do implante. Estes materiais são fixados mecanicamente no interior do corpo, o que se designa por fixação morfológica. Como já foi referido, há determinados factores que afectam consideravelmente a espessura desta camada interfacial, entre os quais a reatividade química do implante e o ajuste mecânico entre o tecido e o implante são muito importantes. Por exemplo, o alumínio, que é um elemento quimicamente estável, produz uma camada muito fina na interface. Do mesmo modo, se o implante e o hospedeiro estiverem firmemente fixados, não há qualquer possibilidade de movimento entre eles e a camada fibrosa será bastante fina, mas se houver algum espaço entre eles, o implante move-se e, consequentemente, a espessura da camada fibrosa aumenta para vários micrómetros, o que resulta no afrouxamento do implante. De acordo com a perspetiva médica, o afrouxamento não é um bom sinal para alcançar a estabilidade desejada, uma vez que pode provocar a fratura do implante e também do osso adjacente (vizinho). Uma vez que estes materiais, por serem inertes, sofrem muito poucas ou mesmo nenhumas alterações quando entram em contacto com os fluidos corporais, mesmo após longos períodos de tempo, são sobretudo necessários para aplicações médicas em que a ligação não é necessária, por exemplo, como dispositivos protésicos do joelho, implantes dentários e na substituição de vértebras, etc. [43, 44].

1.4.4.2 Materiais porosos

Se a fixação na interface ocorrer através da produção de uma ligação mecânica pelo crescimento ou produção de tecidos nos poros de todo o implante ou na superfície do implante, este tipo de biomaterial é designado por biomaterial poroso e este tipo de fixação é designado por fixação biológica. Os materiais porosos foram desenvolvidos basicamente para inibir o perigo de afrouxamento do implante, como no caso dos biomateriais de tipo 1 (inertes). O desenvolvimento de osso no interior dos poros presentes na superfície do implante aumenta a área interfacial, pelo que estes materiais são capazes de suportar estados de tensão mais complicados em comparação com os materiais bio-inertes. Um requisito importante e também a limitação dos materiais porosos é o tamanho dos poros presentes na sua superfície. Tanto o fornecimento de sangue como a nutrição são necessários para que os tecidos conjuntivos mantenham o osso vivo. Os tecidos vasculares só podem estar presentes em poros com diâmetro da ordem de pelo menos 100^m. Os capilares não serão capazes de fornecer sangue ao osso encravado se o tamanho dos poros for inferior a 100^m. Nos materiais porosos, o micro movimento na interface pode causar a morte dos tecidos, inflamação e redução da estabilidade na interface, uma vez que este movimento pode cortar os capilares e pôr termo ao fornecimento de sangue ao tecido conjuntivo [45].

Quando o material implantado é um metal poroso, existe o perigo de corrosão do material devido ao aumento da área interfacial. Outro perigo para os implantes metálicos é o facto de poderem libertar iões para o fluido corporal circundante, o que pode causar muitos problemas.

A fim de reduzir, em certa medida, estas limitações, foram fabricados diferentes revestimentos de hidroxiapatite cerâmica sobre metais porosos. A HA tem a propriedade de aumentar a taxa de crescimento do osso, mas estes revestimentos não são uma solução permanente, uma vez que se dissolvem após algum tempo de implantação. Outro problema grave no caso dos biomateriais porosos é a necessidade de um tamanho de poro grande e de uma densidade ou volume de poros suficientemente maiores, o que pode resultar numa diminuição da resistência do implante. Devido a estes problemas, os materiais porosos só podem ser utilizados como cargas e revestimentos não carregados [46, 47].

1.4.4.3 Materiais bioactivos

"Um material bioativo é aquele que provoca uma resposta biológica específica na interface do material que resulta na formação de uma ligação entre os tecidos e o material" [48].

Os biomateriais que produzem uma ligação com os tecidos vizinhos após a sua implantação no corpo são chamados bioactivos. Esta fixação na interface é conhecida como fixação bioactiva e situa-se entre a fixação morfológica e a biológica. A extensão ou grau de bioatividade depende da taxa de formação da ligação bioactiva na interface. No caso dos materiais bioactivos, as reacções químicas ocorrem apenas à superfície e estas reacções à superfície resultam na formação de uma ligação entre o implante e o tecido na interface. Assim, um material bioativo pode ser definido como um material que extrai uma resposta específica na interface do implante, devido à qual é produzida uma ligação entre o hospedeiro e o implante. Devido à capacidade de formação de ligações destes materiais, foi fabricado um grande número de materiais bioactivos, que conseguem atingir a função médica desejada, por exemplo, bioglass (bioglass 45S5), vitrocerâmica (vitrocerâmica A/W) e revestimentos de hidroxiapatite sobre implantes metálicos porosos (por exemplo, titânio) [49]. As propriedades seguintes variam de material para material:

- Taxa de formação da ligação
- Resistência da ligação
- Mecanismo de formação de ligações
- Espessura da interface em que se dá a formação da ligação
- Resistência mecânica e tenacidade à fratura do implante [50].

A composição dos materiais bioactivos é muito importante para atingir as fases e propriedades desejadas, que são necessárias para formar ligações e para alcançar a função específica para a qual são implantados. A hidroxiapatite carbonatada é uma fase mineral importante do osso natural. A caraterística mais importante dos materiais bioactivos é o desenvolvimento desta camada de hidroxiapatite na sua superfície sob a forma de aglomerados policristalinos. Em seguida, as pequenas e finas fibras de colagénio começaram a fundir-se nestes aglomerados, resultando numa ligação bioactiva entre o implante inorgânico e os tecidos orgânicos circundantes. A interface natural que existe entre o osso e os ligamentos ou tendões é quase semelhante à interface entre o implante bioativo e o hospedeiro. Além disso, os estados de tensão destes materiais são muito semelhantes aos do osso natural, ao contrário dos materiais inertes e porosos [51].

1.4.4.3.1 Tipos de materiais bioactivos

Os materiais bioactivos são ainda classificados em dois tipos, dependendo da ligação do implante ao hospedeiro. O primeiro tipo de materiais bioactivos é o dos materiais bioactivos da classe A, em que ocorre uma reação rápida à superfície e diferentes iões, como os iões Si, Ca, P e Na, se dissolvem no fluido circundante, pelo que estão presentes respostas intercelulares e extracelulares na interface, o que resulta na osteocondução e na osteoprodução desta classe de biomateriais. Em 1981, verificou-se que os vidros bioactivos se ligavam a tecidos moles e duros (osso) devido à sua elevada reatividade química à superfície. Nesta classe, o HCA desenvolve-se em cerca de 1-10 h após imersão em SBF-K9. A segunda classe de materiais bioactivos é a classe B, na qual a taxa de reacções à superfície é muito lenta, pelo que só é produzida uma resposta extracelular na interface devido à baixa taxa de dissolução de iões, pelo que só existe osteocondução na classe B. Neste caso, são necessárias 100 horas para o desenvolvimento de HCA em SBF-K9 [52].

1.4.4.4 Materiais bio-reabsorvíveis

O tipo de bio-material que é reabsorvido ou degradado pelos fluidos corporais e finalmente substituído por osso quando implantado no interior do corpo é designado por material bio-reabsorvível. O material bio-reabsorvível é concebido de forma a degradar-se lentamente com o tempo e a ser substituído pelos tecidos, resultando numa camada interfacial muito fina. A implantação destes materiais reduz o problema da estabilidade da interface numa medida suficiente. Neste caso, o material implantado não substitui os tecidos danificados, mas regenera-os. A principal dificuldade prende-se com a resistência e o comportamento mecânico do implante durante o curto período de tempo em que os tecidos se regeneram. A taxa de reabsorção do material dentro do corpo deve corresponder à taxa de reparação dos tecidos infectados, ou seja, os osteoclastos (que são as células do corpo que reabsorvem os implantes) devem ser iguais aos osteoblastos (que são as células do corpo capazes de gerar novas células). Outra restrição é a composição do material, que é muito importante e deve ser tal que os seus componentes sejam admissíveis metabolicamente [53].

Os exemplos mais comuns destes materiais incluem os polímeros (copolímeros de ácido poliláctico-poliglicólico) e as cerâmicas de fosfato tricálcico [Ca3(PO4)2] que, ao degradarem-se, produzem sais de cálcio e fosfato que são utilizados como cargas ósseas [54].

1.4.5 Aplicações de biocerâmica

A utilização médica de cerâmicas e vidros fora do corpo não é um conceito novo; de facto, há muitos anos que estes materiais são utilizados como óculos, frascos para cultura de tecidos, termómetros, instrumentos utilizados para diagnóstico, lasers e muitos produtos químicos. Mas a utilização de cerâmica no interior do corpo começou há cerca de cinquenta anos. As biocerâmicas são produzidas com diferentes composições e utilizando diferentes processos para atingir as fases e propriedades desejadas para realizar uma determinada tarefa no corpo. As cerâmicas que são utilizadas em medicina dentária para restaurar os tecidos danificados sob a forma de cimentos de ionómero de vidro, coroas de porcelana dourada, dentaduras, tratamentos endodônticos, etc., são chamadas cerâmicas dentárias [55, 56].

As aplicações médicas da biocerâmica consistem na reparação e reconstrução do sistema esquelético, que inclui os tecidos duros do corpo, como ossos, dentes, articulações da anca e do joelho. As biocerâmicas são também utilizadas no sistema cardiovascular, nomeadamente para substituir válvulas cardíacas. Algumas composições especiais de biocerâmica são utilizadas para o tratamento terapêutico de tumores [57]. As biocerâmicas magnéticas são utilizadas no tratamento do cancro devido à sua capacidade de matar as células esponjosas sob um campo magnético aplicado [58].

A figura 1.3 apresenta uma breve descrição das utilizações da biocerâmica no corpo humano.

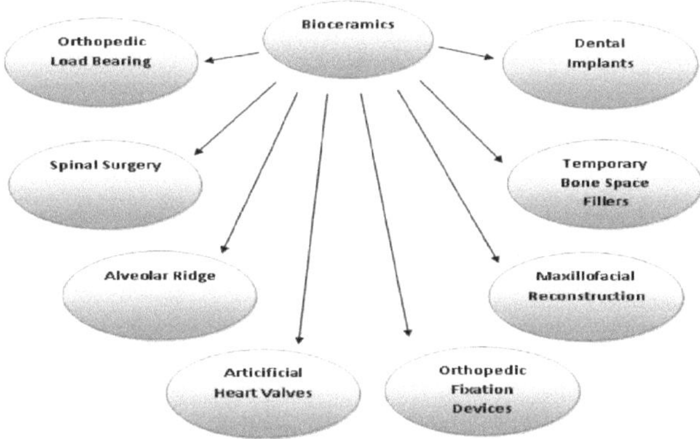

Fig 1.3: Aplicações clínicas da biocerâmica

1.5 Biocompatibilidade

"A biocompatibilidade refere-se à capacidade de um biomaterial desempenhar a sua função desejada no que diz respeito a uma terapia médica, sem provocar quaisquer efeitos locais ou sistémicos indesejáveis no recetor, mas gerando a resposta celular ou tecidular benéfica mais adequada nessa situação específica e optimizando o desempenho clinicamente relevante dessa terapia, ou seja, a qualidade de não ter efeitos tóxicos ou prejudiciais nos sistemas biológicos"[59].

1.5.1 Testes de bio-compatibilidade

O maior desafio após o fabrico dos biomateriais é verificar a sua biocompatibilidade. Geralmente, são efectuados dois tipos de análise, ou seja, "in-vivo (dentro do ser vivo)" e "in-vitro (no material de vidro do laboratório)". A análise in-vitro deve ser efectuada antes da in-vivo, uma vez que os estudos in-vivo são realizados em detrimento da vida dos animais e exigem custos elevados.

Nos estudos in vitro, são realizadas experiências em laboratórios para confirmar a biocompatibilidade e a bioatividade do implante, para observar a resposta dos tecidos ao implante e para compreender o mecanismo de formação de ligações com o osso. Para este tipo de ensaio, o implante não é diretamente ligado aos tecidos vivos, mas é mergulhado ou mantido em alguns fluidos fisiológicos cuja concentração de iões é semelhante à do fluido natural (extracelular) presente no corpo humano durante diferentes períodos de tempo. Após a imersão no fluido, o implante é caracterizado para verificar a formação de apatite, as alterações nos valores de pH e as concentrações de iões do fluido que confirmarão a bioatividade do implante. Para manter o corpo humano a salvo de quaisquer efeitos secundários do implante, é efectuada uma análise in vivo, na qual são estudadas as reacções superficiais do material com os tecidos do hospedeiro, implantando o material no interior do corpo de animais. A bioatividade da amostra depende da taxa de formação da camada de hidroxiapatite (carbonatada) sobre a camada rica em sílica. Este teste é necessário antes de implantar o material no corpo humano [60, 61].

Foram utilizados diferentes métodos para estimular a bioatividade dos materiais (por exemplo, métodos estáticos e dinâmicos). Muitos estudos foram efectuados utilizando condições estáticas em que a solução em que o material é imerso não é alterada durante todo o processo, ao passo que em muitos estudos também são utilizadas condições dinâmicas em que a solução é alterada após intervalos de tempo iguais e substituída por solução fresca [62].

Recentemente, foram realizadas algumas experiências em que a solução é mantida em circulação contínua e, desta forma, o biomaterial entra sempre em contacto com uma nova solução. Mas ainda não é claro qual o melhor método experimental para estudar o comportamento in-vivo do implante [63]. Experimentalmente, foi demonstrado que o método estático induz rapidamente a saturação da solução, de modo que a apatite precipita mais rapidamente e o pH aumenta mais do que com o método dinâmico [64, 65]. Foram utilizadas diferentes soluções para estudar o comportamento in vitro do implante. Para compreender as etapas de deposição de HA na superfície do implante, muitos dos primeiros estudos foram realizados com soluções tamponadas pela base TRIS, uma vez que esta solução contém apenas os iões que são libertados pelo implante [66, 67]. Em 1990, Kokubo et al. desenvolveram uma solução acelular

denominada "fluido corporal estimulado (SBF)" cuja concentração de iões era semelhante à do plasma sanguíneo humano e que foi utilizada com êxito para verificar a bioatividade in vitro através do desenvolvimento de apatite na superfície do implante. Desde essa altura
O SBF de Kokubo tornou-se uma ferramenta de sucesso para avaliar o comportamento in vitro do implante.

Tabela 1.4: Concentração de iões (mM) do fluido corporal estimulado e do plasma sanguíneo humano [68].

Íon	**SBF (concentração mM)**	**Plasma de sangue humano (concentração mM)**
Na+	142	142
K+	5.0	5.0
Mg^{2+}	1.5	1.5
Ca^{+2}	2.5	2.5
Cl-	147.8	103.0
$HCO3^{-}$	4.2	4.2
HPO4-	1.0	1.0
SO4 $-^{2}$	0.5	0.5
Ph	7.25	7.20-7.40

A adsorção in vitro de proteínas na superfície de biomateriais pode ser analisada utilizando soro humano ou bovino. Foram também efectuados estudos com soluções contendo células, por exemplo, osteoblastos, que imitam as condições reais [69-71].

1.6 Mecanismo de Bioatividade

A formação de osso depende da reatividade química do implante quando imerso em SBF, em resultado da qual ocorrem algumas reacções superficiais. A composição química e as fases do material da amostra afectam largamente a sua capacidade de ligação ao osso [72]. Hench et al. descreveram cinco fases básicas para as reacções químicas que ocorrem na superfície do implante após a imersão em SBF, que são resumidas abaixo:

- **>Na** primeira etapa, os silanóis são formados por lixiviação, na qual os catiões dos metais alcalinos ou alcalino-terrosos (Na^{+} ou K^{+}) são rapidamente trocados com os iões H^{+} ou $H3O^{+}$ presentes na solução.

$Si\text{-}O\text{-}Na^{+} + H^{+} + OH^{-}$ $\longrightarrow$ $Si\text{-}OH + Na^{+}$

(solução) + OH^-

>**Na** segunda etapa, as ligações Si-O-Si quebram-se e a sílica solúvel é perdida para a solução, formando o ácido silícico Si(OH)4. Os silanóis são então formados na interface entre o vidro e a solução.

Si-O-Si + H2O⟶ Si-OH + OH-Si

>**Na** terceira etapa, forma-se uma camada rica em SiO2 por policondensação de silanóis à superfície.

2(Si-OH) + 2(OH-Si) -Si-O-Si-O-Si-O-Si-O- ⟶

>**Durante a** quarta etapa, os iões Ca^{2+} e $PO4^{3-}$ são transferidos da solução para a superfície do vidro, formando uma camada amorfa de fosfato de cálcio sobre uma camada rica em sílica.

>**Na** fase final, diferentes aniões (OH^- , $CO3^{2-}$ ou F^-) presentes na solução são adsorvidos na superfície, em resultado do que a camada amorfa de CaO-P2O5 é cristalizada, formando HCA ou camada de hidroxifluoro-apatite, como se mostra na figura 1.4.

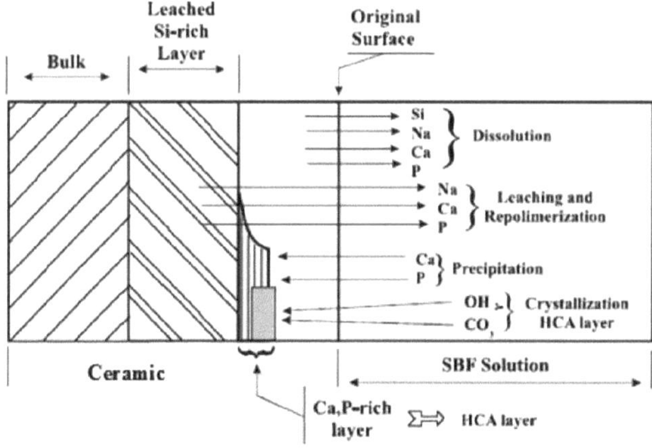

Fig 1.4: Etapas que representam o mecanismo de bioatividade

No entanto, no caso das biocerâmicas que contêm uma fase de apatite, a HA cresce diretamente sem a formação de uma camada rica em sílica, uma vez que a apatite actua como um local de nucleação para o crescimento da HA [73-75].

1.7 Finalidades e objectivos

O objetivo principal deste trabalho de investigação é sintetizar um material biocerâmico que possua um nível considerável de bioatividade através do método de metalurgia do pó. Os principais objectivos deste trabalho são apresentados a seguir:

- Fabricar um sistema cerâmico à base de CaO-P2O5-SiO2-Na2O-TiO2 com diferentes composições.
- Investigar o efeito do teor de TiO2 na bioatividade in-vitro do espécime preparado em condições estáticas (sem alterar a solução ao longo da experiência) em SBF.
- Examinar minuciosamente a superfície das biocerâmicas antes e depois da imersão em SBF, uma vez que se trata de uma exigência importante neste domínio.
- A difração de raios X foi utilizada para estudar a estrutura cristalina e para confirmar a formação de apatite.
- A espetroscopia de infravermelhos com transformada de Fourier (FTIR) foi utilizada para estudar o mecanismo detalhado de bioatividade das amostras preparadas.
- A microscopia eletrónica de varrimento foi utilizada para observar as alterações na superfície das biocerâmicas com o aumento do teor de TiO2.

[1] A investigação da concentração elementar (Si, Na, Ca, P e Ti) na SBF foi realizada utilizando a espetroscopia de absorção atómica para estudar as taxas de reação das amostras.

Capítulo 2

REVISÃO DA LITERATURA

2.1 Revisão da literatura

É utilizada uma grande variedade de materiais para fabricar os aparelhos médicos que entram definitivamente em contacto com algum ambiente biológico e, se estes materiais não produzirem quaisquer efeitos tóxicos para os tecidos vivos, são designados por biomateriais. Pensar nos biomateriais como um único tema seria uma perceção errada; de facto, trata-se de um domínio diversificado que inclui todas as disciplinas científicas, como a física, a engenharia, a química, a medicina, a biologia, a medicina dentária, a genética humana e a biotecnologia. Até à data, os biomateriais têm sido utilizados mais extensivamente para dois fins: em primeiro lugar, para a substituição de tecidos duros no interior dos corpos vivos, o que inclui próteses da articulação da anca e do joelho, e, em segundo lugar, para substituir tecidos duros orais do corpo, como a dentina e o esmalte [1].

Para substituir as partes do corpo humano, os materiais sintéticos são utilizados há milhares de anos. Também foram descobertas algumas múmias egípcias que tinham próteses de ouro. O cobre e o bronze eram os metais mais utilizados na era pré-cristã, mas provocam efeitos nocivos no corpo devido à sua toxicidade. Apesar deste facto, estes materiais foram amplamente utilizados até ao século XIX. No entanto, a luta continuou e a aplicação de biomateriais no domínio da ciência médica melhorou muito devido ao início das condições assépticas no domínio da cirurgia em 1860. Pela primeira vez, em 1880, os biomateriais foram fabricados com marfim (próteses de marfim) e, em 1902, foi utilizado ouro para fabricar ou conceber a cabeça do fémur. Os investigadores tornaram-se então activos e começaram a procurar diferentes tipos de metais e ligas para serem utilizados como biomateriais que tivessem efeitos duradouros, fossem estáveis e biologicamente inertes, uma vez que as pessoas na altura pensavam que se o implante entrasse em contacto com o corpo produziria efeitos tóxicos e os tecidos vivos morreriam.

Os cientistas continuaram a sua luta para fabricar um novo tipo de biomaterial que não produzisse qualquer efeito nocivo nos tecidos circundantes do corpo, pelo que, depois dos metais, os cientistas orientaram a sua investigação para os polímeros, o que abriu novas portas para a investigação no domínio das ciências biomédicas. Em 1930, o polimetilmetacrilato (PMMA) foi introduzido para ser utilizado como cimento ósseo, que é utilizado para fixar biomateriais metálicos ao osso, especialmente em medicina dentária. As próteses metálicas que eram fixadas ao osso com a ajuda do PMMA eram também utilizadas para a substituição da anca e do joelho, uma vez que produziam implantes ortopédicos permanentes.

Em 1932, Albert W. Merrickan fabricou uma liga denominada Vitallium (60% de cobalto, 20% de crómio, 5% de molibdénio e vestígios de outros elementos) que continua a ter uma aplicação importante na medicina dentária e no fabrico de articulações artificiais devido ao seu peso reduzido e boa resistência à corrosão [2, 3, 4].

Durante a guerra do Vietname, em 1967, muitos soldados americanos ficaram gravemente feridos e os cirurgiões tentaram o seu melhor para salvar as suas vidas e conseguiram, mas não conseguiram salvar os seus membros devido à rejeição de metais e peças de plástico pelo corpo humano após a implantação. A fim de encontrar uma solução para este problema, um coronel do exército deslocou-se aos EUA para discutir o problema com Larry L. Hench, que aceitou trabalhar neste projeto, que foi apoiado financeiramente pelo exército dos EUA [5]. L.L. Hench começou a trabalhar neste projeto e, em 1971, conseguiu fabricar uma nova classe de biomateriais designada por material bioativo, que não produzia quaisquer efeitos nocivos nos tecidos vivos e, em vez disso, formava uma ligação viva com o tecido circundante através do desenvolvimento de hidroxiapatite, que é um importante mineral ósseo. O material bioativo fabricado por L.L. Hench foi registado como vidro biológico 45S5 (24,5CaO-6P2O5- 24,5Na2O-45SiO2 wt%) [6, 7].

Em 1970, foram também fabricados outros biomateriais, por exemplo, biocerâmicas de alumínio e zircónio, quimicamente inertes e com elevada resistência mecânica [6].

H. Oonishi et.al observaram que apresentam uma boa biocompatibilidade mas não formam ligações com o osso, em vez disso formam uma camada fibrosa à volta do tecido [8].

Mas o principal problema era o facto de a sua resistência diminuir com o tempo após a implantação. No entanto, o problema da inércia foi resolvido pelo bioglass de L.L. Hench. Durante o mesmo ano, Hench fabricou vidros no sistema CaO-P2O5-Na2O-SiO2 com pequenas adições de CaF2 e B2O3. Verificou que estas adições ao biovidro não perturbavam a bioatividade do implante, formando antes uma ligação

aderente e bastante forte com os tecidos.
Em 1981, duas classes de materiais bioactivos foram descobertas pelo Dr. J. Wilson com base na sua capacidade de ligação óssea, uma vez que observou a formação de ligações entre o biovidro e os tecidos moles. Estas classes foram designadas por materiais bioactivos de classe A e classe B [3]. Os materiais da classe A formam uma ligação tanto com os tecidos moles como com os tecidos duros, ou seja, com o osso, devido à sua elevada bioatividade, enquanto os materiais da classe B, com níveis de bioatividade baixos ou intermédios, formam uma ligação apenas com os tecidos duros. Isto significa que tanto a osteocondução como a osteoprodução estão presentes na classe A e a classe B está associada apenas à osteocondução [9].

Foram experimentadas diferentes composições que demonstram uma boa bioatividade, mas continuava a ser necessário investigar um material que demonstrasse boas propriedades mecânicas e pudesse ser utilizado eficazmente em aplicações de suporte de carga. Este problema foi resolvido por T. Kokubo que, em 1982, fabricou uma nova vitrocerâmica (3CaO.P2O5-CaO.SiO2- MgO.CaO.SiO2) que apresenta as propriedades mecânicas mais elevadas (215 Mpa de resistência à flexão, 2,0 MPa $/^{12}$ de tenacidade à fratura e 118 GPa de módulo de Young) de todas as biocerâmicas conhecidas. Esta vitrocerâmica foi denominada vitrocerâmica de apatite-Wallostonite, contendo pequenos grãos de apatite e wollastonite. No entanto, quando esta vitrocerâmica foi preparada pela primeira vez, alguns cristais de wollastonite precipitaram-se na superfície do vidro, o que deu origem a fissuras na superfície. Foi efectuado um tratamento térmico adicional para eliminar as fissuras, mas após este tratamento os cristais de apatite e de volastonite precipitaram antes de a densificação estar concluída, o que levou ao crescimento de poros entre as partículas. Para eliminar o problema dos poros, foi adicionada uma pequena quantidade de CaF2 à composição mol% (4,6% MgO-34% SiO2-44,7%CaO-6,2% P2O5-0,5% CaF2), o que resulta, após um tratamento térmico adequado, numa vitrocerâmica homogénea com densificação completa antes de os cristais de volastonite e apatite começarem a precipitar. A vitrocerâmica A-W está disponível comercialmente com o nome "Cerabone" e é amplamente utilizada em corpos humanos para suportar cargas elevadas, por exemplo, como próteses vertebrais. Este foi um desenvolvimento importante no domínio da biocerâmica [10, 11].

Em 1984, o biovidro foi utilizado com sucesso na cirurgia do ouvido médio pela primeira vez [6].
Outro problema nessa altura era a necessidade de uma solução para verificar a bioatividade in-vitro do material. Este problema foi também resolvido por T. Kokubo, que em 1990, juntamente com os seus colaboradores, criou uma solução denominada Stimulated body fluid (SBF), cuja concentração de iões era semelhante à do plasma sanguíneo humano. Foi relatado que se formou uma camada biologicamente ativa sobre a superfície da amostra que foi imersa no SBF. O grau ou extensão da bioatividade pode ser determinado a partir da taxa de formação da camada de apatite na superfície do SBF [3].
Posteriormente, foram efectuados vários estudos para investigar o mecanismo de bioatividade das vitrocerâmicas A/W. Verificou-se que uma camada de HA carbonatada se desenvolve diretamente na superfície do vidro através da formação de silanóis sem o desenvolvimento de uma camada rica em sílica [12], o que se deve ao CaO.SiO2 (fase de wollastonite), que fornece uma quantidade suficiente de iões de silício e cálcio para a solução, tal como estudado por Ohura et al. [13].
Desde então, foram realizados vários estudos utilizando diferentes óxidos com sistemas de composição variável para avaliar o comportamento bioativo do implante.
A excelente biocompatibilidade das biocerâmicas deve-se à sua composição, que contém iões (Ca^{2+} , K^{+} , Na^{+} , Mg^{2+}) adequados ao ambiente corporal e outros iões (Ti^{+4} , Al^{+3}) que desempenham um papel importante no reforço das propriedades como a bioatividade, a resistência, a dureza, etc., das biocerâmicas. Para aumentar as taxas de nucleação interna do vidro de origem, é prática comum adicionar alguns agentes nucleantes que podem ser espécies metálicas (Ag, Pd e Pt) ou agentes não metálicos (fluoretos, TiO2 e P2O5) [14, 15].
Em 1991, Shyu et al. investigaram as alterações no crescimento da apatite no interior da vitrocerâmica (SiO2-CaO-MgO-P2O5) através da adição de 4 wt% de TiO2. Verificaram que a densidade e o tamanho médio dos cristais de apatite aumentam devido à introdução de titânia, uma vez que esta reduz a viscosidade e a energia livre de superfície presente entre o vidro e o cristal. Isto significa que a titânia actua como um local de nucleação eficaz para o crescimento da apatite, o que é um bom sinal para a bioatividade, uma vez que a camada de apatite é responsável pela ligação do implante aos tecidos vivos. Foi observada uma melhoria na nucleação e no crescimento da apatite devido à disponibilidade de núcleos heterogéneos para a cristalização da fase necessária. Estes núcleos heterogéneos podem ser cristais finos

de TiO2 ou soluções sólidas contendo TiO2 e alguns componentes de vidro (MgO. TiO2) [16].
A utilização de metais e ligas no interior do corpo para restaurar a função de tecidos danificados não é nova. As excelentes propriedades mecânicas e estruturais, a boa biocompatibilidade e o peso reduzido fazem com que os metais (como o tântalo e o titânio) e as suas ligas (Ti6Al4V, Ti15Mo5Zr3Al e Ti6Al2Nb1Ta) sejam frequentemente utilizados no interior do corpo. Os implantes metálicos são também fáceis de fabricar em diferentes tamanhos e formas. No entanto, apesar de todas estas vantagens, os implantes metálicos não eram capazes de se ligar diretamente ao osso. Para resolver este problema, muitos investigadores tentaram melhorar o comportamento da bioatividade revestindo a superfície do implante com algum material bioativo. A maioria das superfícies foi revestida com HA, que é uma fase mineral importante do osso e tem um elevado teor de bioatividade. Isto resolveu o problema até certo ponto, mas não proporcionou uma solução permanente, uma vez que o revestimento bioativo começou a degradar-se após algum tempo de implantação. Mais tarde, investigou-se que alguns grupos funcionais (Si-OH, Ti-OH e Ta-OH) são necessários para a nucleação e o crescimento da apatite sobre a superfície do implante. Assim, foram feitas tentativas para modificar a superfície do implante utilizando algumas soluções alcalinas e de peróxido de hidrogénio e observou-se que as superfícies modificadas produziam grupos funcionais em fluidos fisiológicos essenciais para o crescimento da apatite. Embora o revestimento e os tratamentos alcalinos tenham resolvido o problema e tornado o material inerte bioativo, subsistem ainda alguns problemas como a corrosão e o desgaste dos implantes metálicos no interior do corpo [17-27].
Pazo et al., em 1998, investigaram o efeito sobre a bioatividade revestindo a superfície de implantes metálicos (Ti metálico e a sua liga Ti-6Al-4V) com pós de vidro de diferentes composições no sistema (CaO-SiO2-P2O5-Na2O-K2O-MgO-TiO2) com tamanho de partícula < 50^m. A fim de verificar a bioatividade dos diferentes pós de vidro, estes foram imersos em 20 ml de SBF durante diferentes períodos de tempo. Observou-se que o vidro 45S5 forma rapidamente a hidroxiapatite bioactiva, ao passo que o pó de vidro com titânio não produziu apatite mesmo após 50 dias, mas a sua adição alarga significativamente o intervalo de tempo e a temperatura adequados para a ligação e também proporciona um revestimento espesso sobre a superfície. Verificou-se que todos os pós de vidro apresentam uma boa adesão à superfície do metal Ti e da sua liga a uma temperatura de queima de 800< T <850° C com um tempo de aquecimento < 1 min [28].
Pela primeira vez em 1998, T. Kasuga conseguiu fabricar vidros de fosfato de cálcio (3TiO2-7Na2O-30P2O5-60CaO em mol%) adicionando 3 mol% de titânia com Ca/P=1 (região de pirofosfato). Verificou-se que a presença de titânia apoia a formação da fase de fosfato p-tricálcico (p-TCP). Este facto foi confirmado pelo fabrico de um vidro (10Na2O-30P2O5-60CaO em mol%) sem titânia. Observou-se que este sistema de vidro não produziu qualquer fase contendo p-TCP, tendo-se formado as fases Ca2P2O7 (p-DCP) e p-NaCaPO4. As observações SEM revelaram regiões brilhantes (fases A e B) e escuras. Verificou-se que as regiões brilhantes estão relacionadas com o p-TCP com elevado teor de Ca e uma quantidade muito pequena de Na, enquanto a fase B mostra a fase p-DCP com baixo teor de Ca. As porções escuras indicam a presença de TiO2 e Na2O contendo fases vítreas. Verificou-se que a adição de TiO2 em vidros de fosfato aumenta significativamente a resistência e a durabilidade química dos vidros, aumentando a viscosidade do vidro, como indicado pelo aumento da Tg. Este aumento da viscosidade resulta da capacidade de ligação cruzada da titânia com as unidades de fosfato [29].
Zhang et al. (2001) estudaram o efeito da adição de pequenas quantidades de MgO, Na2O e TiO2 à cerâmica de vidro de fosfato de cálcio (50CaO-40P2O5-7TiO2-1,5Na2O-1,5MgO em mol% com CaO/ P2O5=1,25). As principais fases formadas foram o NaTi2(PO4)3, CaTi4(PO4)6 e p-DCP, enquanto o TiP2O7 também foi detectado numa pequena quantidade. Foi relatado que as pequenas quantidades de Na^{+} e Mg^{2+} ajudam a estabilizar as fases de fosfato de cálcio. Neste estudo, o p-TCP não foi detectado devido à pequena quantidade de titânia e à baixa relação Ca/P. Após 4 semanas, foram observados aglomerados de cristais de apatite na superfície do vidro embebido em SBF. Mesmo após 8 semanas, a superfície não estava totalmente coberta de apatite, tendo sido observados aglomerados constituídos por cristais de apatite semelhantes a agulhas. Verificou-se que a presença de iões Mg^{2+} inibe a cristalização da apatite até certo ponto [30].
Oscar Peitl et al. (2001) prepararam vitrocerâmicas de diferentes composições no sistema (CaO-SiO2-Na2O) com quantidades variáveis de P2O5, variando de 0, 2, 4 e 6 wt%. Os resultados de XRD mostraram que a fase dominante em todos os vidros era o silicato de sódio e cálcio (Na2Ca2Si3O9). Verificou-se que os iões de fósforo apareciam em solução sólida para as vitrocerâmicas com até 6 wt% de P2O5, o que tornava as vitrocerâmicas mais reactivas em comparação com as que tinham uma fase semelhante à apatite

na sua estrutura. Esta observação revelou que o nível de bioatividade aumentou devido à presença de fósforo na solução sólida. Os resultados de FTIR também confirmaram a presença de cristais de apatite nas superfícies de todas as vitrocerâmicas. Observou-se que mesmo a cerâmica com 0% de P2O5 foi capaz de induzir a camada de apatite ao incluir iões de fósforo da solução SBF. Observou-se também que a cristalização não inibiu a formação da apatita, mas apenas aumentou o tempo de início de seu desenvolvimento. A camada de HCA foi desenvolvida após 8 horas de exposição em SBF para a cerâmica vítrea contendo 6 wt% de P2O5, enquanto que no caso da cerâmica totalmente cristalizada foram necessárias 35 horas para induzir a camada de HCA. Observou-se que a presença de fósforo em solução sólida e uma fase não fosfatada eram as duas principais razões para a elevada bioatividade destas vitrocerâmicas. Concluiu-se que a fase Na2Ca2Si3O9 possui um elevado nível de bioatividade [31].

Em 2002, o efeito do titânio e do bismuto nas propriedades estruturais do sistema vítreo P2O5-Na2O foi estudado por A. Shaim et al. A adição de óxido de titânio e bismuto ao vidro de base despolimeriza as cadeias de fosfato através da formação de ligações P-O-Ti e P-O-Bi pela adição de unidades Ti(6) e Bi(6). Tanto o bismuto como o titânio aparecem como formadores de rede no sistema vítreo. Devido aos elevados pesos moleculares do TiO2 e do B2O3, a densidade do vidro aumenta com a sua adição. Com o aumento do teor de TiO2 de 5-15 mol%, a densidade aumenta de 2,91-3,01 g/cm^3 e o volume molar diminui de 39,54-38,83 cm^3 /mol. A densidade do vidro aumenta de 2,25-2,85 g/cm^3 e o volume molar foi reduzido de 40,71-40,10 cm^3 /mol, quando 5 mol% de B2O3 foi substituído por Na2O [32].

S. Fujibayashi et al. estudaram em 2003 um sistema (CaO-SiO2-Na2O) isento de P2O5. Observou-se que a presença de fósforo não é a condição necessária para o desenvolvimento de apatite semelhante à do osso, mas que os vidros sem P2O5 apresentaram bioatividade in vitro em SBF e bioatividade in vivo na implantação. Observou-se que os vidros que apresentaram formação de apatite em SBF também foram capazes de formar apatite in-vivo. Isto significa que o SBF pode ser considerado como uma boa ferramenta para investigar a bioatividade in-vivo. Os resultados de SEM mostraram que os vidros contendo 50, 55, 60, 65 mol% eram -32-
capazes de induzir apatite após 0, 5, 3, 7 e 21 dias, respetivamente, ao passo que os vidros com 70 mol% de SiO2 não foram capazes de produzir apatite mesmo após 28 dias de imersão em SBF. A bioatividade in vivo destes vidros também foi verificada através da implantação no côndilo femoral de coelhos e concluiu-se que, no caso dos vidros sem fosfatos, apenas os vidros capazes de produzir apatite in vivo induziram apatite no prazo de 3-6 dias em SBF [33].

Em 2006, Kokubo et al. fabricaram um metal de titânio bioativo tratando a sua superfície com uma solução de NaOH e aplicando um tratamento térmico adequado, em resultado do qual se desenvolveram titanatos de sódio na sua superfície. Em primeiro lugar, o metal Ti foi imerso numa solução de NaOH 5M a cerca de 60° C. Após 24 horas, observou-se que o oxigénio e o sódio penetravam no interior do metal de titânio até uma espessura de lima. Após a imersão, foi aplicado um tratamento térmico adequado e verificou-se que apenas o oxigénio penetrava mais profundamente na superfície após o aquecimento do metal tratado a cerca de 600° C durante uma hora. A penetração do oxigénio não perturbou a estrutura do gradiente. Após o tratamento térmico, observou-se que o titanato de sódio e o TiO2 rutilo se estabilizaram na sua superfície. Quando imerso em SBF, o titanato de sódio formou Ti-OH através de troca iónica, que reagiu com iões de cálcio da solução para formar titanato de cálcio, que finalmente se transformou em apatite por incorporação de iões de fosfato da solução. O metal Ti bioativo foi então implantado com sucesso no interior do corpo como uma articulação total da anca [34].

Em 2007, V. Rajendran et al. prepararam um vidro bioativo (TiO2-P2O5-CaO-Na2O) com uma quantidade variável de titânia de 0-2,5 mol%. Os cálculos da perda de peso indicaram que a taxa de solubilidade diminui à medida que o teor de Ti no vidro aumenta. A libertação de iões Ca^{+2} e os valores de pH foram máximos para os vidros sem TiO2 ou com TiO2< 1,0 mol%. No entanto, após 400 horas de imersão em água desionizada, observou-se que a libertação de iões Ca^{+2} e o valor do pH aumentaram no vidro com 1,5 mol% de titânia. A densidade do vidro com 0,5 mol% de titânia diminuiu devido ao afrouxamento da rede causado pelo facto de o TiO2 ser um modificador. Mas observou-se um aumento da densidade (diminuição do volume) para além de 0,5 mol% devido à compactação da estrutura causada pela titânia e esta tendência continuou até 2,5 mol% [35].

Mohamed Mami et al., em 2008, fabricaram um vidro com uma composição de 21%Na2O- 26%CaO-6%P2O5-47%SiO2 em wt% utilizando o método de arrefecimento por fusão. A formação de apatite foi estudada utilizando a técnica FTIR e verificou-se que, após 20 dias de imersão em SBF, se formou uma camada amorfa de fosfato de cálcio na superfície que cristalizou para HCA após 30 dias de imersão. O

FTIR também confirmou a presença de uma camada de hidrogel de sílica sobre a superfície, que foi considerada responsável pela cristalização da apatite. O espetro EDS mostrou uma diminuição do teor de sílica (20,26-11,51 wt%) após 20 dias, enquanto a concentração de Ca e P aumentou continuamente até 30th dias, com apenas 3% de Si, o que foi uma boa indicação do desenvolvimento de apatite na superfície. As experiências de cultura de células também provaram a natureza não tóxica das amostras preparadas [36].

Hasan et al. (2009) propuseram que a adição de modificadores ao sistema mostra efeitos drásticos na microestrutura e no comportamento de cristalização de sistemas vitrocerâmicos. Introduziram Na2O (1,5-6 mol%) como óxido modificador em detrimento de MgO no vidro de base (MgO-CaF2-P2O5-SiO2-CaO) e observaram que, com o aumento do teor de Na2O, se formava uma fase de silicato de sódio e cálcio Na2Ca2Si3O9, para além das fases de diopsídio, wollastonite e fluoroapatite, e também se verificava uma diminuição da resistência devido à estrutura de grão grosseiro obtida com Na2O. A adição de óxidos modificadores aumenta a quantidade de átomos de oxigénio sem ponte, o que diminui a viscosidade do sistema. As taxas de difusão iónica e a mobilidade das diferentes espécies presentes no sistema vítreo aumentam devido à diminuição da viscosidade, o que aumenta as taxas líquidas de cristalização [37].

Observou-se também que o Na2O melhora o processo de sinterização ao diminuir o ponto de fusão dos vidros [38].

Salaman et al., em 2009, estudaram um sistema vitrocerâmico (CaSiO3-CaMgSi2O6-Na2SiO3-Ca5(PO4)3F) adicionando pequenas quantidades de TiO2 e ZnO (3 mol%) ao vidro de base. Observou-se que a adição de TiO2 melhorou o comportamento de bioatividade da amostra preparada em grande medida, enquanto o ZnO inibiu o crescimento de cristais de apatite, diminuindo assim o comportamento de bioatividade da vitrocerâmica. Em estudos anteriores, foi referido que a presença de grupos funcionais como os silanóis Si-OH e também o Ti-OH induz a formação de apatite na superfície de materiais sintéticos. O grupo funcional Ti-OH tem uma carga negativa e tenta combinar-se com uma espécie positiva como o Ca^{2+} da solução, formando assim titanato de cálcio. O grupo funcional Ti-OH tem uma carga positiva e tende a combinar-se com iões de fosfato com carga negativa, formando finalmente apatite. Foi investigado que tanto o ZnO como o TiO2 formaram apatite em forma de bola sobre a superfície do material após 21 dias, mas a superfície não estava totalmente coberta de apatite no caso do óxido de zinco. O óxido de zinco diminui a taxa de libertação de iões de silício e, por conseguinte, a formação de silanóis é reduzida, o que suprime a formação de apatite. Isto significa que a durabilidade química é aumentada pela adição de ZnO. A adição de titânia mostrou resultados muito melhores de bioatividade em comparação com o vidro sem titânia. Verificou-se também que a dureza aumenta com TiO2, enquanto o ZnO diminui o valor da dureza da vitrocerâmica [39].

Em 2009, H.A. Elbatal et al. estudaram a bioatividade da cerâmica vítrea (Na2O-P2O5- CaO) adicionando quantidades variáveis de titânia (0,5, 1,0, 1,5, 2,0, 2,5 mol%) à custa de Na2O. Observou-se que a adição de titânia afectou consideravelmente a cinética de cristalização da vitrocerâmica. Tanto a temperatura de nucleação como a de cristalização aumentaram com esta adição, mas este aumento não mostrou um comportamento linear. Primeiro, o Ti apareceu como formador de rede (TiO5) na estrutura, aumentando a resistência da cerâmica, e depois a adição adicional fez com que o Ti actuasse como óxido modificador (TiO6), aumentando as taxas de dissolução. Os resultados de XRD mostraram a presença de p-Ca2P2O7 como fase cristalina principal, enquanto outras fases incluem p- Ca(PO3)2, NaPO3, Na4P2O7, Na4Ca(PO3)6 e Na5Ti(PO4)3. Os picos das fases p- Ca(PO3)2 e NaPO3 continuaram a diminuir para amostras contendo até 1,5 mol% de titânia, enquanto que para a vitrocerâmica com 2 mol% de titânia estas fases não foram afectadas. A intensidade da fase Na4P2O7 continuou a diminuir com o aumento da titânia. O pico cristalino de Na4Ca(PO3)6 desapareceu completamente em todas as amostras com titânia. Ao adicionar titânia à cerâmica de vidro de base, surgiu um novo pico cristalino de Na5Ti(PO4)3, cuja intensidade aumentou com o aumento da titânia até à cerâmica com 2,0 mol% e depois diminuiu na cerâmica com 2,5 mol% de TiO2. O FTIR mostrou que, mesmo após 14 dias de imersão em SBF, não foram observados cristais de apatite e a fase dominante foi encontrada como p-Ca2P2O7, que possui alta bioatividade, o que também foi confirmado por SEM [40].

N. Shirong et al. (2012) fabricaram um vidro 58S Sol-Gel com adição de 6 mol% de titânia e Na2O (6 mol%) e estudaram o seu efeito na bioatividade (in-vitro) e na taxa de degradação. O vidro que contém sódio apresentou a taxa mais elevada de libertação de iões de silício, uma vez que o Na2O perturba a conetividade da rede muito mais rapidamente do que o CaO e, por conseguinte, apresentou taxas de

degradação e solubilidade máximas entre todos os vidros. Após um dia, a sua superfície estava coberta de pequenas esferas de apatite. Por outro lado, a descarga de iões de silício foi mínima para o vidro com TiO2 e mostrou taxas de degradação e alterações de pH mais baixas. Os grânulos de apatite de 1iim formaram-se sobre a superfície do vidro após 1 dia, mas a superfície não estava totalmente coberta mesmo após 5th dias. Observou-se que o vidro sem a inclusão de Na e Ti apresentava valores intermédios de solubilidade e a sua superfície estava totalmente coberta com grânulos de apatite (100 nm) após 1 dia de imersão em SBF e o tamanho dos grânulos aumentou até 5th dias [41].
Hoje em dia, os investigadores de todo o mundo estão a tentar fabricar novos tipos de biomateriais para satisfazer as exigências da era atual, pelo que, sem dúvida, podemos dizer que o século atual é, de facto, o século da biotecnologia. No presente estudo, será avaliada a influência da adição de titânia na bioatividade in-vitro do sistema cerâmico à base de SiO2-Na2O-CaO-P2O5.

Capítulo 3

PROCEDIMENTO EXPERIMENTAL

3.1 Composição biocerâmica

Foram utilizados diferentes óxidos inorgânicos em forma de pó para fabricar várias composições biocerâmicas com a fórmula geral (48- x)SiO2.(36)CaO.(x)TiO2.(4.0)P2O5.(12)Na2O com x=0, 3.5, 7, 10.5, 14 mol.% utilizando o método de metalurgia do pó.

3.2 Preparação da amostra

Os pós inorgânicos utilizados para preparar as biocerâmicas são o dióxido de silício (SiO2), o óxido de cálcio (CaO), o dióxido de titânio (TiO2) e o pentaóxido de fósforo (P2O5) com 99,9% de pureza. O carbonato de sódio quimicamente puro (Na2CO3) foi utilizado como fonte de óxido de sódio (Na2O). A composição das diferentes biocerâmicas em mol % é apresentada no quadro 3.1.

Quadro 3.1: Composição em mol % das biocerâmicas

Amostra Nome	**SiO2**	**CaO**	**TiO2**	**P2O5**	**Na2O**
BC1	48	36	0	4	12
BC2	44.5	36	3.5	4	12
BC3	41	36	7	4	12
BC4	37.5	36	10.5	4	12
BC5	34	36	14	4	12

3.2.1 Pesagem

Os pesos necessários dos diferentes óxidos inorgânicos foram pesados utilizando uma balança analítica CP324S, Alemanha, de modo a obter a composição cerâmica pretendida. A balança utilizada tem um prato de medição de 3,1 polegadas de diâmetro com uma capacidade de medição de 320 g e uma capacidade de leitura de 0,1 mg. A regulação do zero da balança digital foi verificada sempre antes da pesagem dos pós para evitar erros.

3.2.2 Mistura e trituração

Os pós inorgânicos foram então cuidadosamente misturados com a ajuda de um bastão de vidro para homogeneizar os pós. Para igualar o tamanho das partículas, os pós cerâmicos foram triturados num almofariz e pilão de ágata durante cerca de uma hora.

3.2.3 Compactação de pó

Os pós moídos são compactados num molde através da aplicação de pressões elevadas que reduzem o espaço entre as moléculas do pó e aumentam assim a resistência do pó compactado. A quantidade de pressão aplicada é diretamente proporcional à densidade do corpo verde. Geralmente, a compactação é efectuada à temperatura ambiente e é designada por compactação a frio, mas se a compactação for efectuada a temperaturas elevadas, é designada por compactação a quente.

No nosso estudo, os pós cerâmicos foram compactados por prensagem uniaxial com pressão aplicada de 5000 psi e uma matriz metálica D2 de 15 mm de diâmetro, utilizando uma prensa hidráulica com capacidade máxima de aplicação de pressão de 14000 psi (1000 bar).

Na prensagem por matriz, o pó é colocado numa matriz situada entre dois punções rígidos e é aplicada uma pressão uniaxial elevada com a ajuda de um macaco hidráulico.

A prensagem de matrizes consiste basicamente em três fases:

- Nesta fase, a cavidade da matriz é preenchida com uma quantidade cuidadosa de pós triturados.
- Na segunda fase, é aplicada uma pressão adequada, devido à qual o punção superior se desloca para baixo. O punção exerce então pressão sobre o pó, o que resulta em compactação.
- Na fase final, o compacto verde é ejectado e retirado da matriz [1].

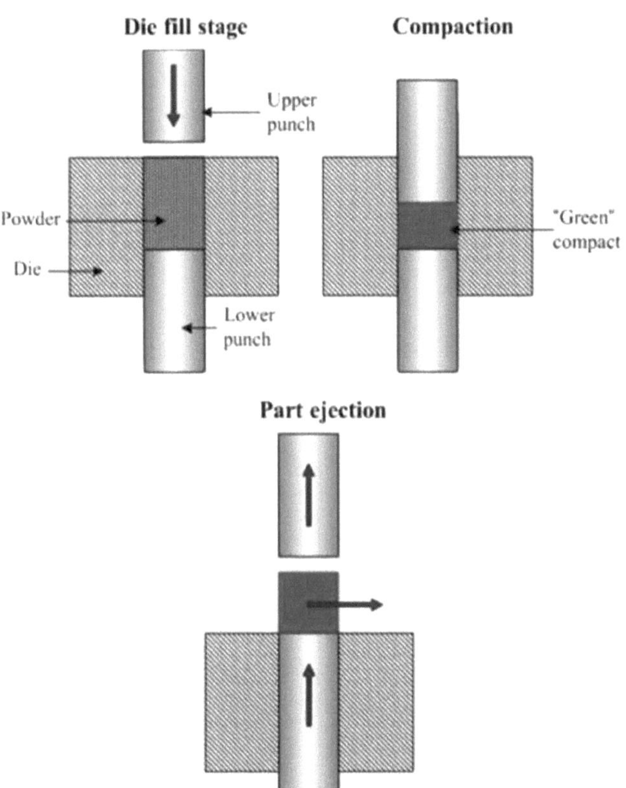

Fig 3.1: Fases da prensagem de matrizes

3.2.4 Sinterização

A sinterização em estado sólido é um processo tradicional de fabrico de cerâmica. Neste método, os objectos sólidos são criados a partir de pós por difusão atómica. A difusão está presente em todos os materiais acima do zero absoluto, mas a temperaturas mais elevadas as taxas de difusão são mais rápidas. O pó compacto a sinterizar é colocado dentro de um forno e aquecido abaixo da temperatura de fusão. É produzida uma peça sólida através da fusão de partículas de pó compactado, seguida da difusão de átomos através das suas fronteiras. A sinterização é basicamente uma técnica de reforço, ou seja, a dureza e a resistência dos materiais aumentam em resultado da sinterização. Durante a sinterização, a difusão atómica resulta na redução da densidade dos poros presentes no compacto verde, o que melhora as propriedades mecânicas do compacto. Esta redução da porosidade depende de vários factores, incluindo o grau inicial de porosidade, o tempo de sinterização e a temperatura de sinterização.

O processo de sinterização a alta temperatura é geralmente efectuado em condições atmosféricas. A palavra "estado sólido" é especificamente utilizada com "sinterização" porque representa o estado em que o material se liga, ou seja, neste processo o material liga-se no estado sólido e não fundido. Durante a sinterização, as interfaces sólido-sólido aumentam, o que faz com que a área de superfície diminua, seguida de uma diminuição da energia livre das partículas. A redução da energia livre de superfície das partículas devido à diminuição das interfaces vapor-sólido fornece a força motriz para a sinterização [2].

3.2.4.1 Fases da sinterização

Três fases básicas descrevem o processo de sinterização:

Durante a primeira fase, designada por fase inicial, o crescimento do pescoço prossegue rapidamente, mas as partículas de pó permanecem discretas.

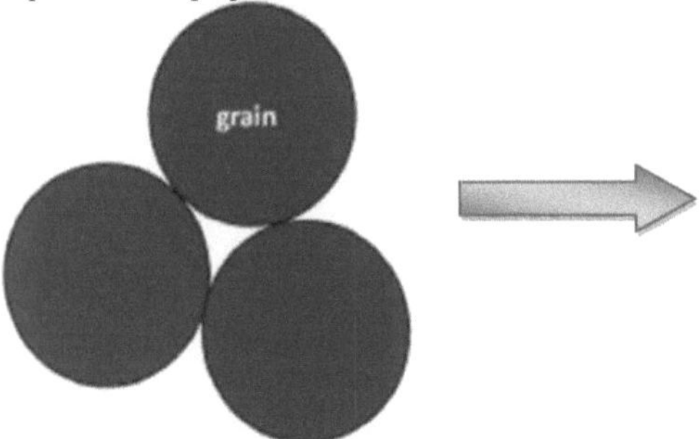

Fig. 3.2: Pescoços antes da sinterização

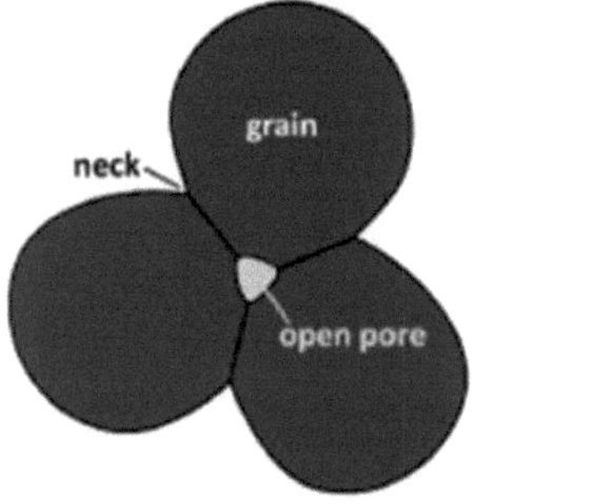

Fig. 3.3: Fase I: Formação de

Durante a segunda fase, designada por fase intermédia, ocorre a maior parte da densificação, a estrutura recristaliza-se e as partículas difundem-se umas nas outras.

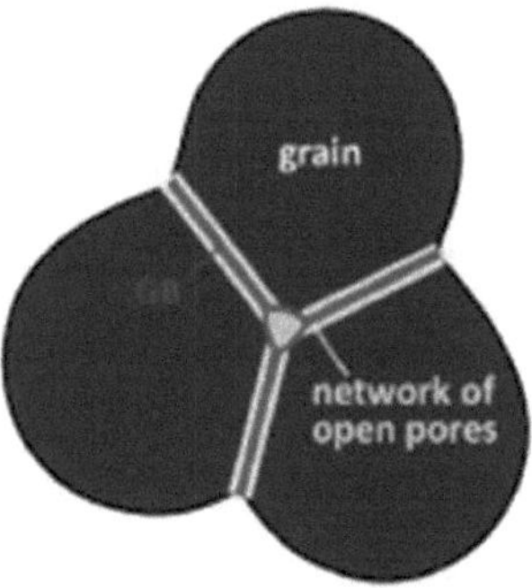

Fig 3.4: Fase II: Evolução dos pescoços e GBs e eliminação dos poros

Durante a terceira fase, denominada fase final, presume-se que os poros são espremidos e ficam isolados nos cantos dos grãos. Os poros isolados tendem então a tornar-se esferoidais e a densificação continua a uma taxa muito mais baixa [3].

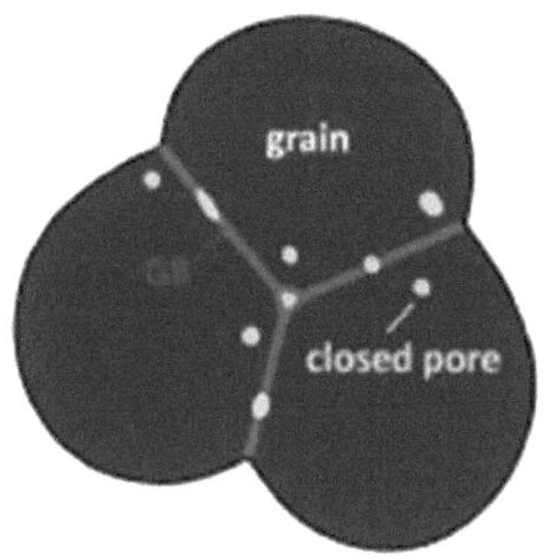

Fig. 3.5: Fase III: Isolamento dos poros

No nosso estudo, a sinterização foi efectuada no forno de caixa BF51524C, Lindberg/Blue com uma gama de temperaturas máximas de 1700° C e MoSi2 como elemento de aquecimento. As pastilhas de 15 mm de diâmetro foram colocadas em barcos de cerâmica de alumina e depois aquecidas no forno a 900° C durante duas horas. Depois de arrefecer o forno até à temperatura ambiente, as pastilhas foram retiradas do forno.

3.3 Teste de Bioatividade In-vitro

Para avaliar a bioatividade in vitro das biocerâmicas, foi efectuado um teste de imersão em fluido corporal estimulado, que tem praticamente a mesma concentração de iões que o plasma sanguíneo humano. Um litro de SBF foi preparado utilizando um agitador magnético da SCHOTT, de acordo com o método descrito por Kokubo et al. dissolvendo os reagentes em água desionizada na ordem indicada na tabela 3.2. O pH do SBF foi ajustado para 7,25 com a ajuda de tris-(hidroximetil) aminometano (CH2OH)3CNH2 e ácido clorídrico a 36,5° C [4]. O pH da solução foi verificado utilizando um medidor de pH Adwa ADIII, Hungria Europa.

As amostras preparadas foram então embebidas em 30 ml de SBF contidos em copos de vidro de 100 ml cobertos com folha de alumínio e mantidos a 36,5° C numa incubadora EHRET BK 4444 durante 30 dias. O rácio área de superfície/volume (S/V) foi mantido em 0,1 cm^{-1} , tal como descrito por D.C. Greenspan et al. [5]. As leituras foram efectuadas após diferentes períodos de tempo, ou seja, após 1, 3, 7, 15, 21, 24 e 30 dias de imersão. Após a remoção das amostras da SBF, estas foram secas à temperatura ambiente e analisadas para investigar a formação da camada de HA na sua superfície. Para determinar as alterações de pH e as concentrações iónicas (Si, Na, Ca, P e Ti) na solução de SBF reagida, esta foi armazenada em frascos de polietileno que foram cuidadosamente lavados com água destilada antes de colocar a solução.

Tabela 3.2: Quantidade de reagentes para o fabrico de um litro de SBF

Encomendar	**Reagente**	**Quantidade (g/L)**
1	Água desionizada	750 ml
2	NaCl	7.996 g
3	NaHCO3	0.350 g
4	KCl	0.224 g
5	K2HPO4 - 3H2O	0.228 g

6	$MgCl_2 \cdot 6H_2O$	0.305 g
7	1 N HCl	40 ml
8	$CaCl_2$	0,278 g (após secagem a 120° C durante mais de 12 horas)
9	Na_2SO_4	0.071 g
10	$(CH_2OH)_3CNH_2$	6.057 g
11	1 N HCl	App.5ml (para ajuste do pH)

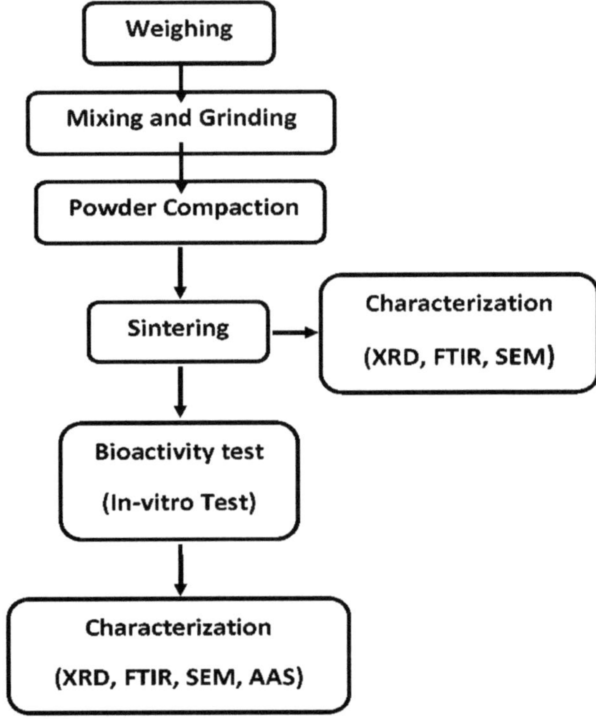

Fig. 3.6: Um fluxograma geral da investigação

3.4 Instrumentação

Segue-se uma breve descrição dos instrumentos que foram utilizados durante o fabrico de biocerâmicas:

3.4.1 Balança analítica

Uma balança analítica digital é um instrumento sensível de medição de massa e apresenta o peso digitalmente no ecrã, convertendo a força gravitacional que actua sobre a massa num sinal elétrico. É capaz de medir massas até ao intervalo de 0,1 miligrama (0,0001 g). Uma balança típica é composta por um protetor de vento, um prato de medição sensível, parafusos de nivelamento e um ecrã de visualização. O escudo de proteção é um invólucro transparente com portas deslizantes dentro do qual é colocado o prato de medição. O escudo de proteção assegura uma leitura precisa, protegendo o prato de pesagem do pó e da pressão do ar circundante. A base da balança pode ser ajustada com a ajuda dos parafusos de nivelamento. Coloca-se sempre um papel ou um recipiente qualquer sobre o prato antes da pesagem, porque a colocação de um produto químico diretamente sobre o prato pode provocar corrosão em poucos minutos, o que perturba a sensibilidade e o equilíbrio do instrumento. No caso dos líquidos, o recipiente deve ser tapado com uma tampa para evitar erros devidos à evaporação. Para obter leituras de massa exactas, as portas do anteparo de extração devem estar devidamente fechadas.

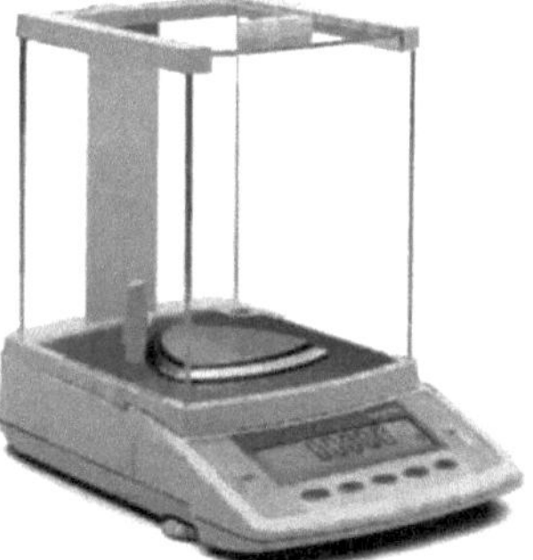

Fig 3.7: Balança analítica, Sartorius CP324S Alemanha

3.4.2 Almofariz e pilão

As palavras almofariz e pilão derivam das palavras latinas "mortarium, que significa produto da trituração e da pancada, e pistillum, que significa martelo". A utilização clássica do almofariz e do pilão era no fabrico de medicamentos para aplicações farmacêuticas. O almofariz é um recipiente arredondado no interior do qual é colocado o material a triturar. A trituração e o esmagamento do espécime são efectuados com a ajuda da extremidade de um pau pesado chamado pilão. O almofariz e o pilão devem ser suficientemente duros para evitar qualquer possibilidade de adição de impurezas ao espécime que está a ser triturado. Os almofarizes são geralmente feitos de cerâmica e de pedra. O almofariz e o pilão de ágata são mais utilizados para triturar devido à sua elevada resistência à abrasão.

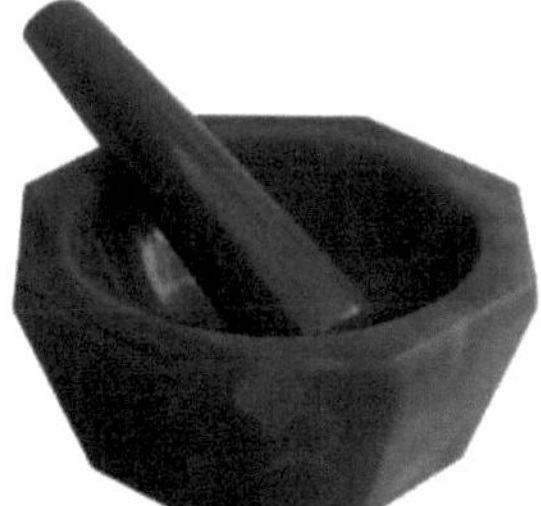

Fig 3.8: Almofariz e pilão de ágata

3.4.3 Prensa hidráulica

Uma prensa hidráulica é um instrumento que produz grandes forças de compressão com a ajuda de um cilindro hidráulico cheio de um fluido ou óleo incompressivo. Em geral, as prensas hidráulicas são utilizadas para forjar metais, compactar e moldar diferentes materiais de acordo com a aplicação específica.

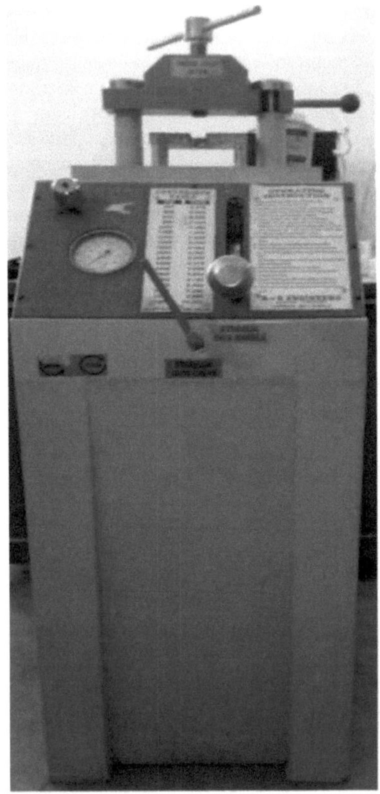

Fig 3.9: Prensa hidráulica

3.4.3.1 Diretor de Obra

O funcionamento desta máquina depende do princípio de Pascal, ou seja, quando um recipiente está completamente cheio com o fluido, existe uma distribuição igual da pressão através de todo o fluido aplicada em qualquer ponto da sua superfície, como mostra a figura 3.10.

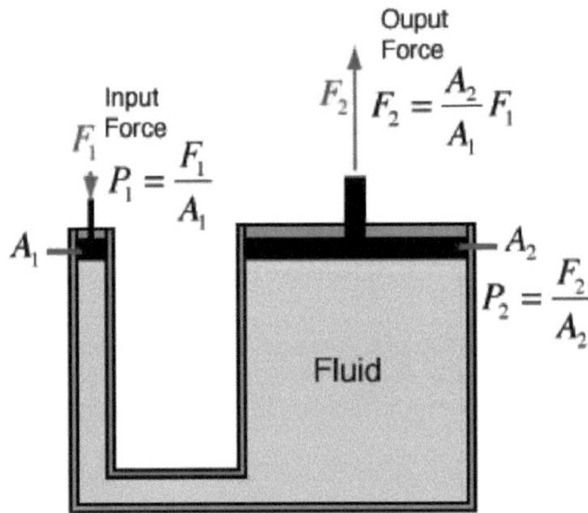

Fig. 3.10: Princípio de Pascal

Uma prensa hidráulica simples é constituída por um cilindro, um tanque de abastecimento de óleo, um pistão de maior diâmetro que está ligado a uma bomba de força de menor diâmetro através de um tubo, um indicador para ler a pressão aplicada e válvulas de libertação.

O manípulo do macaco hidráulico é utilizado para bombear o óleo do depósito de abastecimento para o cilindro, a fim de mover o pistão maior, exercendo a pressão necessária sobre ele, como mostra a figura 3.11. Quando a pressão necessária é atingida e a compactação é realizada com sucesso, a válvula de libertação é aberta e o óleo pode regressar ao depósito. A quantidade de pressão aplicada pode ser vista num medidor indicador ligado à prensa hidráulica. A quantidade de pó a encher na matriz e a pressão aplicada determinam as propriedades e o tamanho do compacto resultante.

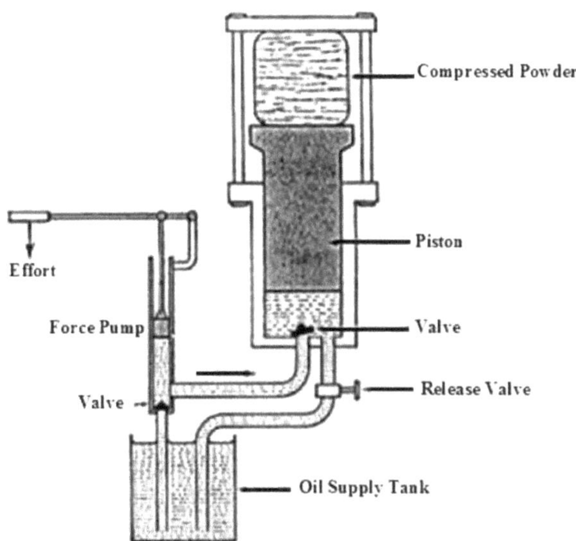

Fig. 3.11: Funcionamento da prensa hidráulica

3.4.4 Forno de mufla

A palavra forno tem origem numa palavra latina "fornax" que significa forno. Isto significa que o forno é um instrumento utilizado para fins de aquecimento. A palavra mufla é utilizada especificamente com a palavra forno, que significa "envolver", pelo que o forno de mufla representa um dispositivo de aquecimento em que o elemento a aquecer está completamente isolado de todo o tipo de produtos de combustão, como cinzas e gases, e também de outros combustíveis.

Atualmente, está disponível uma variedade de fornos de mufla com diferentes gamas de temperatura. O forno de mufla é basicamente um forno do tipo caixa em que existe uma porta frontal para carregar a amostra no interior do forno. É utilizado principalmente em aplicações que envolvem altas temperaturas, ou seja, para o fabrico de cerâmica, fusão de vidros e para diferentes tratamentos térmicos como recozimento e sinterização. As cerâmicas refractárias, como o dissiliceto de molibdénio, os compósitos de titanato de chumbo, o titanato de bário e o carboneto de silício, são utilizadas como elementos de aquecimento em fornos eléctricos. No entanto, o dissiliceto de molibdénio, $MoSi_2$, é o elemento mais utilizado para aquecimento elétrico. Tem uma temperatura de fusão elevada de cerca de 2030° C e tem boa resistência à oxidação. Como elemento de aquecimento num forno, é capaz de produzir uma temperatura de cerca de 1800° C.

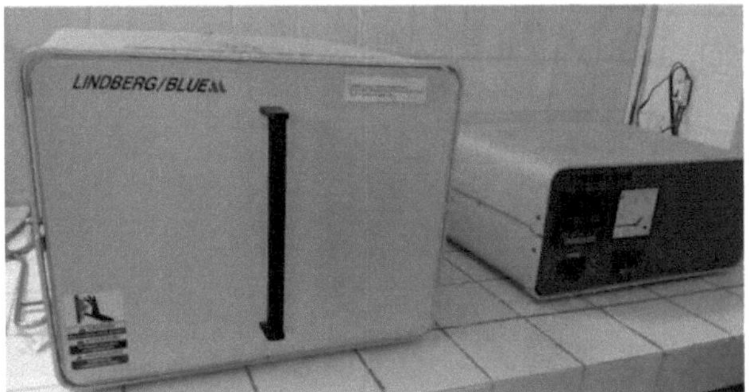

Fig 3.12: Forno de mufla BF51524C, lindberg/azul

3.4.5 Barco de cerâmica

Antes do aquecimento no forno, a amostra é colocada dentro de cadinhos e barcos de acordo com a aplicação específica. Para a sinterização de cerâmicas, utilizam-se maioritariamente barcos de alumina de alta temperatura porque têm uma elevada resistência à corrosão, uma boa e rápida resistência ao choque térmico e também têm capacidade para suportar temperaturas elevadas.

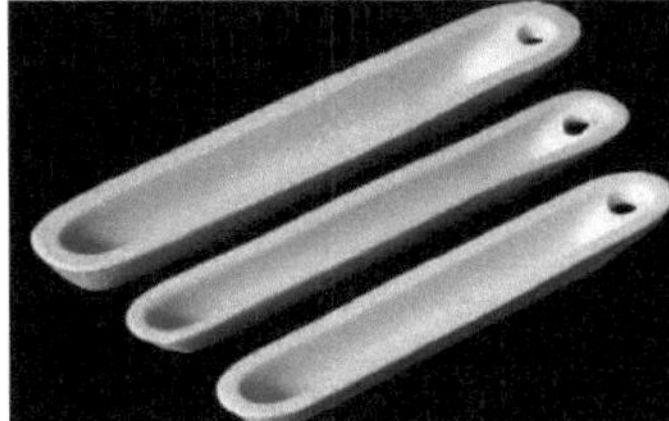

Fig. 3.13: Barcos de cerâmica de alumina

3.4.6 Agitador magnético

O agitador magnético é o dispositivo de laboratório mais eficiente utilizado para distribuir uniformemente os componentes de uma amostra líquida por toda a amostra através da agitação constante proporcionada por um campo magnético rotativo. Um agitador magnético típico é composto por duas partes básicas. A primeira parte é uma pequena barra de agitação magnética chamada "pulga" que gira em torno do "anel pivotante" no centro a uma velocidade elevada numa amostra líquida que deve ser agitada. Esta barra é normalmente revestida com uma camada de plástico, por exemplo, teflon, que, sendo quimicamente inerte, não contamina a amostra líquida. As barras de agitação estão disponíveis em diferentes

As barras magnéticas têm dimensões que variam entre alguns centímetros e alguns milímetros e têm geralmente uma secção transversal octogonal ou circular, como se mostra na figura 3.14. Devido ao seu tamanho reduzido, estas barras magnéticas só podem ser utilizadas em experiências de pequena escala, mas são fáceis de limpar. Para retirar com segurança as barras de agitação dos recipientes de vidro, utiliza-se um "recuperador de barras de agitação" que é, na realidade, um bastão comprido cuja extremidade é constituída por um íman revestido a Teflon.

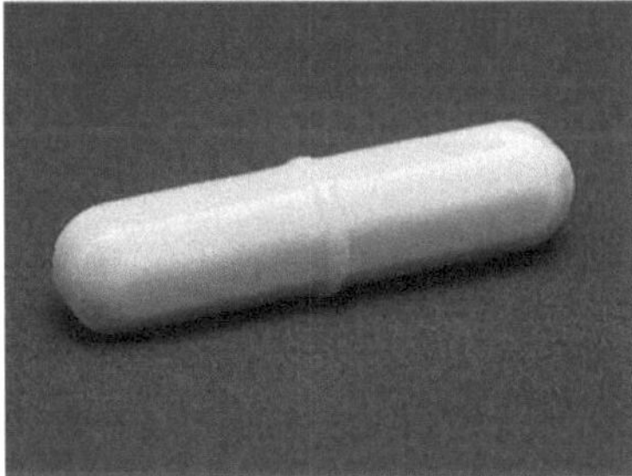

Fig. 3.14: Uma barra de agitação magnética revestida de teflon

A segunda parte é um sistema magneto-rotatório que é responsável pela produção do campo magnético rotativo com a ajuda de um íman rotativo ou de um grupo de electroímanes estacionários. Este sistema é coberto por uma placa sobre a qual é colocado o recipiente de líquido. Os recipientes utilizados nos laboratórios para a realização de reacções químicas são, na sua maioria, feitos de vidro. Como o vidro é transparente ao magnetismo, não perturba a ação rotativa da barra de agitação. Os agitadores magnéticos são eficientes, fáceis de utilizar e manusear e não há perigo de inclusão de contaminações externas no líquido, uma vez que não implicam lubrificantes. Para aquecer o líquido, os agitadores magnéticos são igualmente fixados a uma placa de aquecimento que pode ser um tampo de aço inoxidável ou, por vezes, uma chapa metálica. É habitualmente utilizada uma folha revestida de amianto para isolar termicamente as partes de agitação e de aquecimento do agitador. Um regulador de energia é utilizado para controlar a taxa de aquecimento da placa quente, enquanto um regulador eletrónico ajusta a velocidade do agitador.

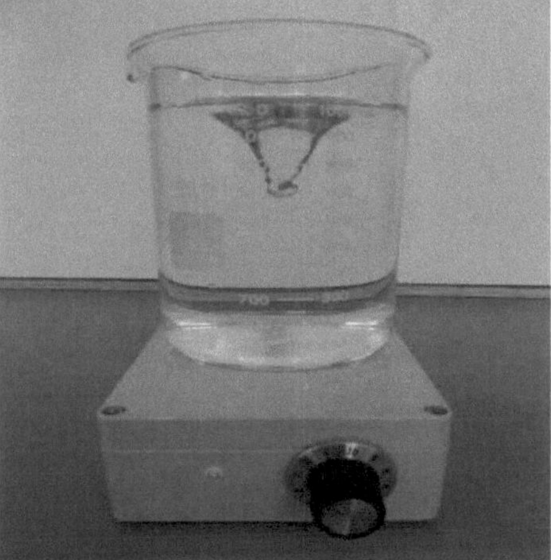

Fig. 3.15: Um agitador magnético de placa quente

3.4.7 Medidor de pH

A palavra pH tem origem na palavra latina "Pondus Hydrogenii", sendo que pondus significa "peso" e hydrogenii está relacionado com "iões de hidrogénio". Assim, um medidor de pH é um dispositivo que mede a concentração de iões de hidrogénio nas soluções em termos da diferença de potencial estabelecida entre os seus dois eléctrodos. O valor de pH medido indica o grau de alcalinidade ou acidez das soluções. As soluções ácidas têm valores de pH inferiores a 7, enquanto o medidor de pH apresenta uma leitura superior a 7 para as soluções básicas. Um valor de pH de exatamente 7 indica um comportamento neutro. É muito importante investigar as alterações no pH da solução, quando o material é imerso em SBF. No nosso trabalho, estas alterações foram estudadas utilizando um medidor de pH ADWA AIII, HUNGARY EUROPE.

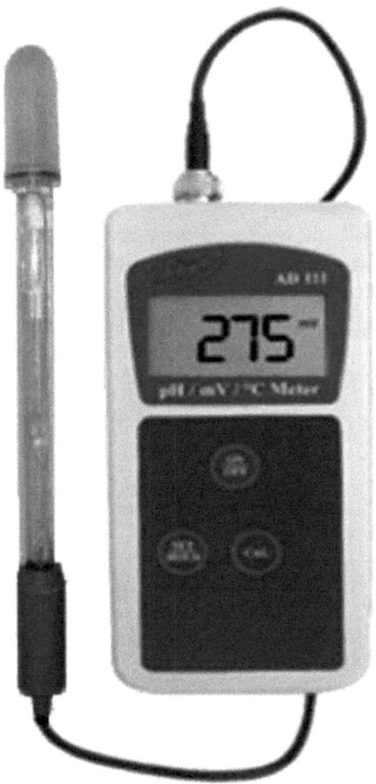

Fig 3.16: Medidor de pH ADWA ADIII

3.4.7.1 Trabalho

Um medidor de pH típico é composto por três partes principais: uma sonda de pH, um conversor A/D e uma unidade de visualização. A sonda de pH é constituída por dois eléctrodos e é responsável pela medição dos valores de pH a partir do potencial elétrico dos eléctrodos, como se mostra na figura 3.17.

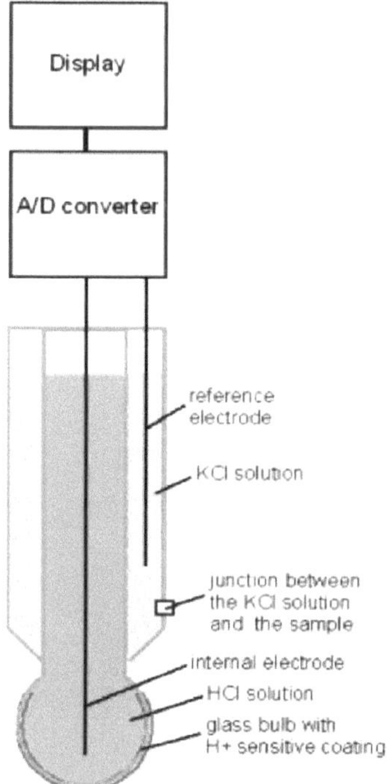

Fig. 3.17: Funcionamento do medidor de pH

O primeiro elétrodo é designado por elétrodo indicador, constituído por um fio de prata revestido de cloreto de prata contido numa solução de HCl 0,1 M e é sensível ao valor de pH da solução testada. A parte mais importante deste elétrodo indicador é uma membrana fina feita de vidro especial cuja superfície exterior é revestida com iões de lítio que reagem electroquimicamente com o ião de hidrogénio da solução, enquanto a superfície interior da membrana possui uma concentração constante de iões de hidrogénio devido ao HCl. Para completar o circuito, é necessário outro elétrodo, denominado elétrodo de referência. Este elétrodo é também um elétrodo Ag/AgCl e é imerso numa solução com pH neutro de 7, por exemplo, uma solução 0,1 M de cloreto de potássio. Este elétrodo fornece uma ligação de tensão zero com a solução e a corrente é conduzida através de uma fibra porosa, libertando uma quantidade muito pequena de iões que fluem para trás e para a frente através dos eléctrodos. Em seguida, a resposta do elétrodo sensível ao pH é registada como diferença de potencial em relação a este elétrodo de pH fixo. Este potencial medido é então convertido num valor de pH com a ajuda de um conversor analógico-digital e, finalmente, apresentado no ecrã [6].

3.5 Técnicas de caraterização de amostras

A fim de investigar o comportamento bioativo das biocerâmicas preparadas, foram utilizadas as seguintes técnicas de caraterização.

- Difração de raios X (XRD) para análise estrutural
- Espectroscopia de infravermelhos com transformada de Fourier (FTIR) para investigar a formação da camada de apatite
- Microscopia eletrónica de varrimento (SEM) para análise da morfologia da superfície
- Espectroscopia de Absorção Atómica (AAS) para análise de soluções

3.5.1 Técnica de difração de raios X

A XRD é uma técnica analítica poderosa e não destrutiva para investigar as propriedades estruturais dos materiais. As fases cristalinas presentes tanto em cristais simples como em materiais policristalinos podem ser identificadas com bastante exatidão utilizando esta técnica. Uma vez que cada material tem a sua própria estrutura atómica única, produzirá o seu próprio padrão de difração que é comparado com os dados conhecidos para identificar a fase. Também é possível determinar o tamanho dos átomos e a espessura das camadas e películas utilizando a DRX. Para obter padrões de difração precisos, o comprimento de onda dos raios X incidentes é muito importante e deve ser comparável ao tamanho dos átomos, uma vez que, se o comprimento de onda dos raios X incidentes for muito pequeno, estes serão difractados em ângulos muito mais pequenos, que não podem ser medidos, e também não é possível determinar a estrutura atómica pelos raios X com comprimentos de onda muito maiores [7, 8].

No presente trabalho, a análise XRD foi realizada com o difratómetro de raios X BRUKER D8 DISCOVER utilizando radiações CuKa com um comprimento de onda de X=1,5406A° com filtro de níquel (Ni) e um tamanho de passo de 0,050° e tempo de passo de 0,5 seg., como se mostra na figura 3.18.

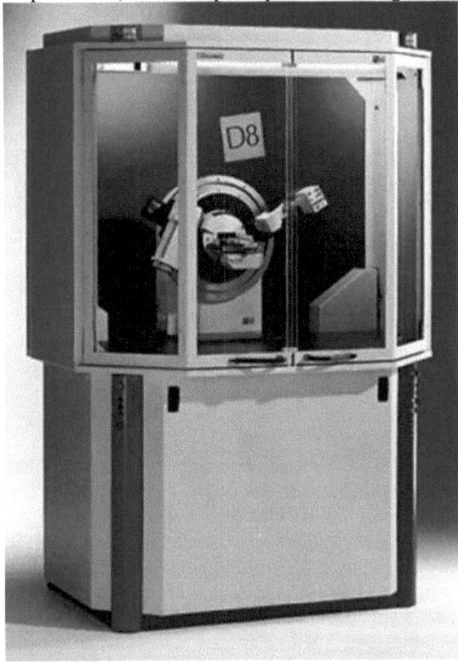

Fig 3.18: Difractrómetro de raios X BRUKER D8, DISCOVER

1.1.1.1 Princípio

O material cristalino pode ser considerado como uma grelha de difração para os raios X, pelo que o padrão de difração produzido pelos raios X monocromáticos depende da sua interferência construtiva como resultado da reflexão dos raios X a partir de um conjunto de planos paralelos de átomos. A interferência construtiva resultante da interação dos raios X incidentes com o material da amostra só é possível se for satisfeita a condição de Bragg, que estabelece que

$$n\lambda=2dSin\Theta \qquad 3.1$$

Onde n é a ordem de reflexão, X é o comprimento de onda da radiação electromagnética incidente, d é o espaçamento da rede e 6 é o ângulo de difração.

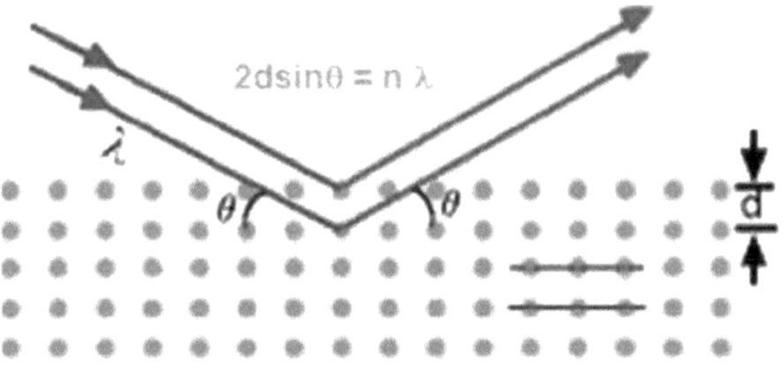

Fig. 3.19: Lei de Bragg

Devido à presença de diferentes fases no material policristalino, é utilizada uma variedade de valores para analisar a amostra e os resultados de difração são recolhidos para todos esses valores. Uma vez que o comprimento de onda incidente e os ângulos de difração são conhecidos, estes picos de difração são convertidos em espaçamento d utilizando a lei de Bragg. Uma vez que cada elemento tem os seus próprios valores de espaçamento d, é possível identificar o material desconhecido comparando o espaçamento d calculado com os dados conhecidos [9].

3.5.1.1 Trabalho

Os raios X são radiações electromagnéticas de comprimento de onda curto (0,01-10nm) e de alta energia (100eV - 100keV). O comprimento de onda mais curto e a elevada energia dos raios X tornam-nos mais adequados para penetrar profundamente no interior do material e determinar a sua estrutura a granel. Os raios X duros com comprimento de onda na gama de 0,2-0,1nm são mais frequentemente utilizados para a determinação da estrutura devido à sua boa capacidade de penetração.

Um difratómetro de raios X típico é constituído por um tubo de raios X para produzir raios X, um suporte de amostra e um detetor para deteção dos feixes difractados, como se mostra na figura 3.20.

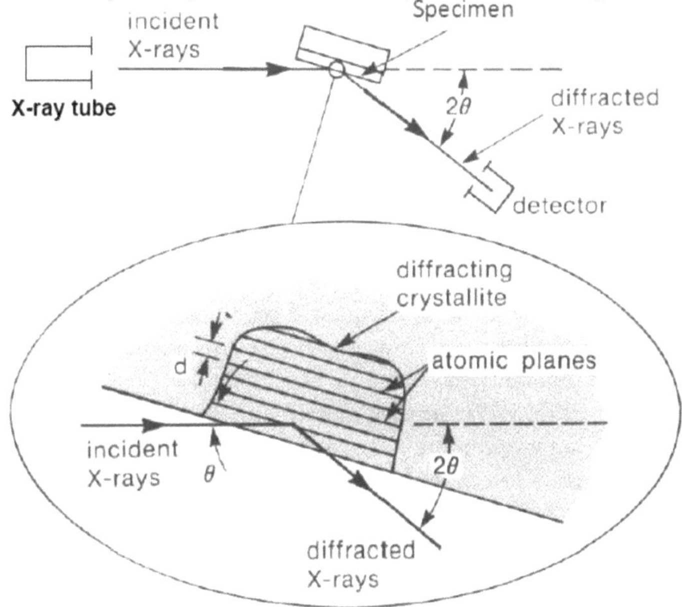

Fig. 3.20: Processamento do difractrómetro de raios X

Um tubo de raios catódicos é utilizado para produzir raios X em que um filamento é aquecido para fornecer electrões que são depois acelerados em direção ao metal do ânodo alvo (Cu, Cr, Fe, Mo) através da tensão aplicada. Os electrões de alta energia bombardeiam a superfície do material alvo e ejectam alguns electrões da camada interna. Quando um eletrão da camada L salta para preencher a vaga na camada K, é emitida radiação Ka; no entanto, se a vaga na camada K for preenchida por um eletrão da camada M, são emitidas radiações K0, como se mostra na figura 3.21. O cobre é o material alvo mais comum, produzindo raios X Ka de energia 8KeV e comprimento de onda 1,5406A. A relação entre a energia e o comprimento de onda dos raios X é dada por

$$E=hc/\lambda \qquad 3.2$$

Sendo c a velocidade da luz e h a constante de Plank.

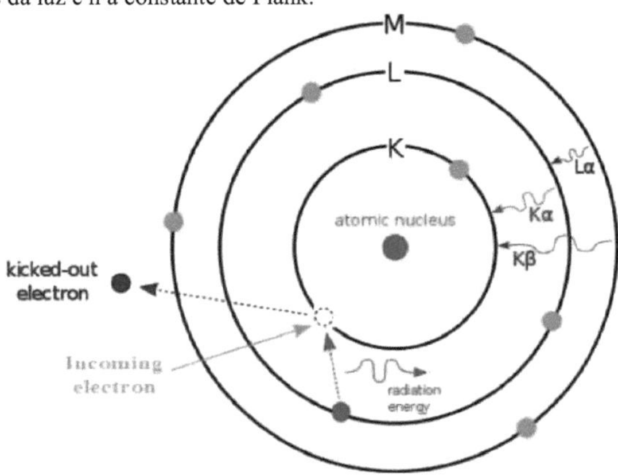

Fig. 3.21: Geração de raios X

Os raios X provenientes do tubo de raios X são então submetidos ao processo de filtragem, no qual é utilizado um filtro para absorver preferencialmente as radiações de caraterísticas indesejadas, deixando passar através do filtro as radiações desejadas. É utilizado um filtro de Ni para filtrar as radiações emitidas pelo alvo de Cu. As radiações filtradas são então colimadas e focadas na direção da amostra. Quando as radiações incidentes atingem a superfície da amostra, o eletrão que envolve o átomo oscila e um feixe de raios X bem definido, que satisfaz a condição de Bragg, sai da amostra em resultado da interferência construtiva dos raios reflectidos pelos planos atómicos regularmente dispostos num cristal. O feixe difractado entra então no detetor que regista o sinal e o converte em taxa de contagem após algum processamento. Os dados finais são um gráfico da intensidade do feixe ou das contagens de raios X em função dos ângulos de difração, que é então enviado para um dispositivo de saída, como um computador, e utilizado para processamento posterior. A geometria do difratómetro é ajustada de modo a que a amostra colocada na trajetória do feixe colimado rode num ângulo 6, enquanto o detetor, montado num braço para recolher o feixe difractado, roda num ângulo 26. É utilizado um goniómetro para manter a posição da amostra no ângulo 6 [10].

3.5.2 Técnica de espetroscopia de infravermelhos com transformada de Fourier

A FTIR é uma técnica de espetroscopia que utiliza radiações infravermelhas do espetro eletromagnético para fornecer uma análise qualitativa e quantitativa do material em estudo em termos de absorção ou emissão do espetro infravermelho.

O espetro de infravermelhos pode ser dividido em três regiões, dependendo do número de onda, nomeadamente a região do infravermelho distante com número de onda entre 4-400cm^{-1} , a região do infravermelho médio com número de onda entre 400-4000cm^{-1} e a região do infravermelho próximo com número de onda entre 4000-14000cm^{-1} . A região do infravermelho médio é frequentemente utilizada para identificar as vibrações fundamentais dos grupos químicos funcionais das moléculas. A palavra transformada de Fourier é utilizada na espetroscopia de infravermelhos, uma vez que o espetro de infravermelhos real é obtido a partir de dados brutos com a ajuda de um algoritmo matemático chamado transformada de Fourier, que é executado por um computador ligado ao sistema.

Na espetroscopia de infravermelhos, obtém-se um espetro de infravermelhos através da passagem de radiações IR pelo material da amostra. Como resultado da interação com a amostra, pode ocorrer a flexão,

o alongamento e a contração das ligações químicas e os grupos funcionais da amostra absorvem algumas das radiações que a atravessam, enquanto outras radiações são transmitidas dentro de uma determinada gama de números de onda, independentemente do resto da estrutura molecular.
Cada molécula produz os seus próprios espectros caraterísticos de transmissão e absorção porque cada elemento é constituído por uma combinação particular de átomos que vibram com frequências específicas. A espetroscopia FTIR fornece uma impressão digital do material, uma vez que cada pico no espetro corresponde a uma frequência de vibração específica com a qual os átomos estão a vibrar numa ligação. A quantidade de material também pode ser investigada a partir do tamanho do pico [11, 12].
No presente trabalho, a espetroscopia de transmissão FTIR foi realizada nas amostras antes e após 1, 3, 7, 15, 21, 24 e 30 dias de imersão em SBF, utilizando o espetrómetro FTIR da série M2000 da MIDAC Corporation, com uma gama espetral de 32-0,5 cm^{-1} . Os espectros de transmissão foram registados entre 4000 cm^{-1} e 450 cm^{-1} com uma resolução de 16 cm^{-1} utilizando um detetor de sulfato de triglicerina deuterado (DTGS) à temperatura ambiente com ótica KBr.

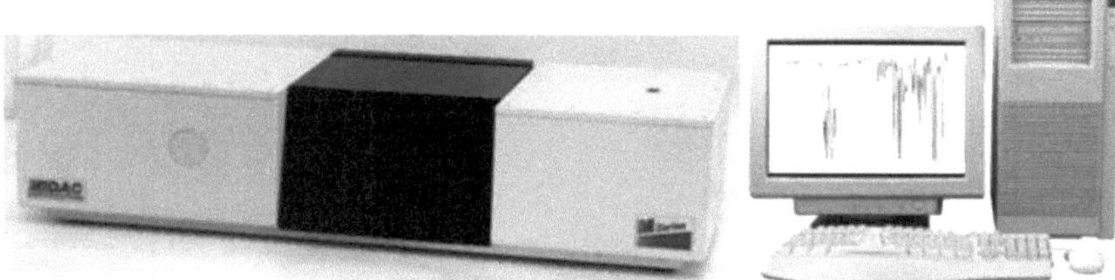

Fig 3.22: Espectrómetro FTIR, série M2000 MIDAC Corporation

3.5.2.1 Princípio de funcionamento

Na espetroscopia de infravermelhos, toda a gama de frequências de infravermelhos incide sobre o material, mas as moléculas absorvem apenas as frequências que correspondem às frequências de vibração das ligações presentes entre os átomos da molécula. Devido à absorção de energia, as moléculas ficam excitadas, mas rapidamente esta energia é dissipada e as moléculas voltam ao seu estado fundamental após 10^{-6} segundos. A energia é dissipada de duas formas, ou seja, sob a forma de energia cinética devido a colisões com outras moléculas ou sob a forma de fotão emitido. Este fotão emitido viaja em direcções aleatórias no meio e pode ser absorvido várias vezes no seu percurso. O fotão que é absorvido uma vez pelas moléculas do meio tem uma probabilidade muito pequena de voltar a emergir na mesma direção que o feixe transmitido. Um espetrómetro fornece uma representação gráfica da intensidade da radiação em função do comprimento de onda. A natureza da ligação química pode ser obtida a partir dos espectros de absorção ou de transmissão, uma vez que a diminuição da intensidade é atingida numa determinada frequência vibracional associada aos átomos das moléculas.

3.5.2.2 Processamento

Uma unidade típica de espetroscopia FTIR é constituída por uma fonte de IV, um interferómetro, um suporte de amostra, um detetor e um computador, como se mostra na figura 3.23.

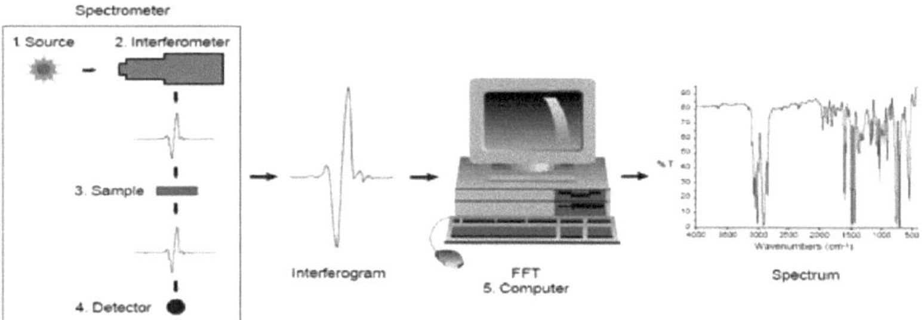

Fig. 3.23: Componentes da espetroscopia FTIR

Um corpo negro incandescente é frequentemente utilizado como fonte para fornecer energia infravermelha. Uma quantidade controlada de energia entra então no interferómetro através de uma abertura. O interferómetro produz um sinal codificado, denominado interferograma, que contém todas as frequências de infravermelhos.

O interferómetro de Michelson, ilustrado na figura 3.24, é constituído por um colimador, um divisor de feixe, um espelho fixo e um espelho móvel. Um colimador produz um feixe paralelo que é dirigido para o repartidor de feixes, o qual, idealmente, reflecte 50% da luz para o espelho fixo e transmite 50% da luz para o espelho móvel. Os dois espelhos reflectem a luz no separador de feixes, onde se recombinam para produzir o sinal. Diferentes valores de retardamento produzem vários sinais que são detectados para produzir um interferograma. O ponto de intensidade máxima no interferograma corresponde a um atraso nulo, o que corresponde a uma interferência construtiva dos comprimentos de onda. A presença da amostra é indicada por alterações no interferograma de fundo devido às suas bandas de absorção.

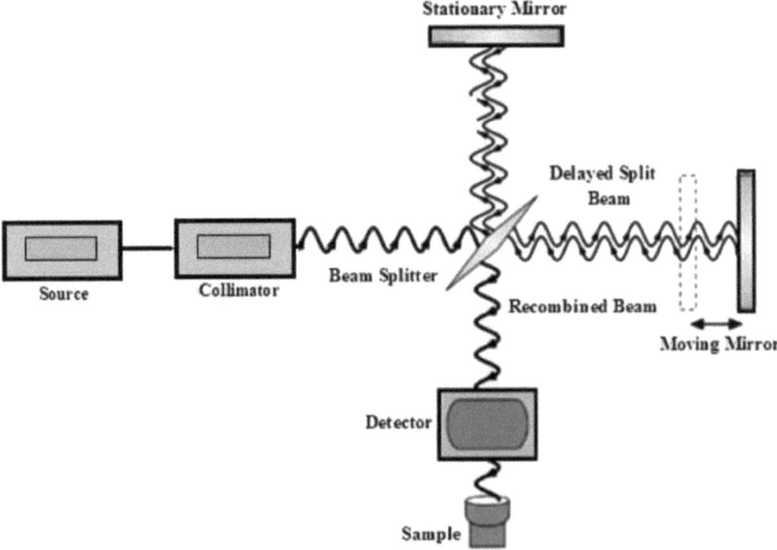

Fig. 3.24: Interferómetro de Michelson

Depois de sair do interferómetro, o feixe desloca-se para o interior da câmara de amostras, onde incide sobre a amostra e ocorre a absorção em frequências de vibração específicas, que são as frequências caraterísticas da amostra a analisar. A medição final do interferograma é efectuada pelos detectores especialmente concebidos para o efeito. O detetor envia então o sinal digitalizado para o computador, que efectua os cálculos da transformada de Fourier para obter o espetro final de infravermelhos no domínio do número de ondas.

É sempre necessário um espetro de fundo como escala de referência para medir as intensidades de absorção. Isto é normalmente conseguido efectuando uma leitura sem colocar qualquer amostra na câmara. Esta leitura é depois comparada com a medição obtida colocando a amostra dentro da câmara, de modo a obter um espetro de transmitância percentual. O espetro de fundo é caraterístico do instrumento em causa, pelo que uma única medição obtida sem amostra pode ser utilizada para obter espectros de muitas amostras de materiais. Um laser de He-Ne é utilizado como padrão para a calibração interna do comprimento de onda destes instrumentos. A preparação da amostra é importante antes de efetuar a espetroscopia FTIR. Uma pequena quantidade da amostra sólida é finamente triturada com um pouco de sal, que é purificado por meios especiais, e a pastilha é preparada por um método mecânico. O brometo de potássio KBr é o meio mais utilizado, uma vez que não absorve as radiações infravermelhas, ou seja, permanece transparente e elimina os efeitos de dispersão que estão normalmente presentes nos cristais de grandes dimensões [13].

3.5.3 Técnica de Microscopia Eletrónica de Varrimento

O MEV é um microscópio eletrónico que produz imagens de uma amostra dirigindo um feixe de electrões altamente focado e não destrutivo com um diâmetro de deteção de apenas alguns nanómetros. Neste tipo de microscópio, o varrimento é efectuado de forma rasterizada.

No nosso estudo, a análise da superfície das amostras revestidas com alumínio utilizando o revestimento por pulverização catódica foi realizada com o microscópio eletrónico de varrimento JEOL JSM-6480LV.

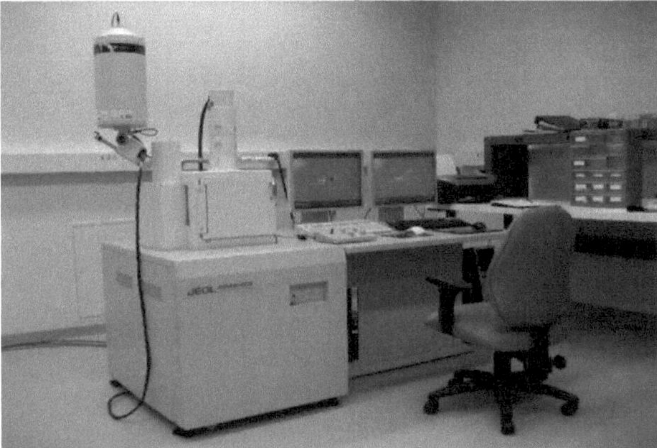

Fig 3.25: JEOL JSM-6480LV SEM

3.5.3.1 Principal

No MEV, a imagem da amostra é feita com a ajuda de um feixe de electrões energéticos que interage com a superfície da amostra. A maior vantagem do MEV é que, em vez de luz, utiliza um feixe focalizado de electrões para a obtenção de imagens. O MEV permite obter ampliações maiores e um maior campo de profundidade, uma vez que o comprimento de onda dos electrões é muito menor do que o dos fotões.

Os electrões que entram produzem uma variedade de sinais, incluindo electrões secundários, electrões retrodifundidos, raios X caraterísticos, electrões de trado e catodoluminescência (luz), ao colidirem com os átomos do material da amostra, como se mostra na figura 3.26.

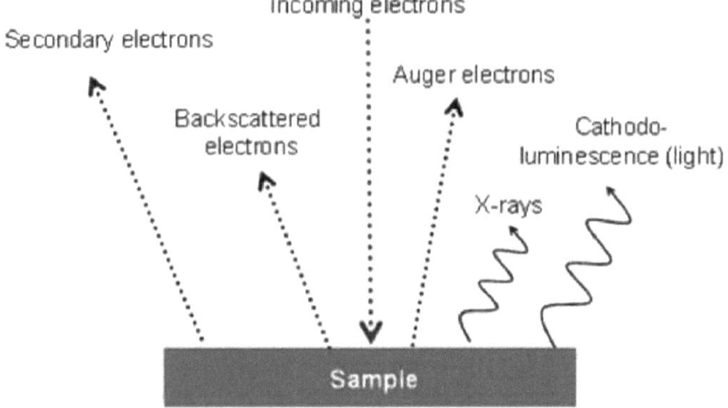

Fig. 3.26: Sinais gerados na interação eletrão-amostra

Estes sinais emitidos contêm informações sobre a amostra, ou seja, a topografia, a morfologia e a composição, etc. A imagem do MEV é, na sua maioria, produzida apenas pela deteção de electrões secundários e retrodispersos. Uma microssonda EDX é frequentemente ligada ao microscópio para obter informações sobre a composição da amostra através da recolha dos raios X emitidos. Isto significa que também é possível investigar a quantidade e o tipo de cada elemento presente na amostra com a ajuda da sonda EDX ligada ao MEV, uma vez que cada elemento emite raios X caraterísticos de comprimento de onda específico [14].

3.5.3.2 Construção e funcionamento

No MEV, os canhões de electrões são utilizados para a produção de electrões energéticos. São utilizados mais frequentemente dois tipos de canhões: os canhões termiónicos e os canhões de emissão de campo. Nos canhões de electrões termiónicos, os electrões são emitidos termicamente, através da aplicação de energia térmica ao filamento. Os filamentos de tungsténio são os mais utilizados devido à sua elevada temperatura de fusão e ao seu baixo custo.

Nos canhões de emissão de campo, os electrões são emitidos pelos átomos através da aplicação de um forte campo elétrico. A figura 3.27 mostra uma montagem típica de um SEM.

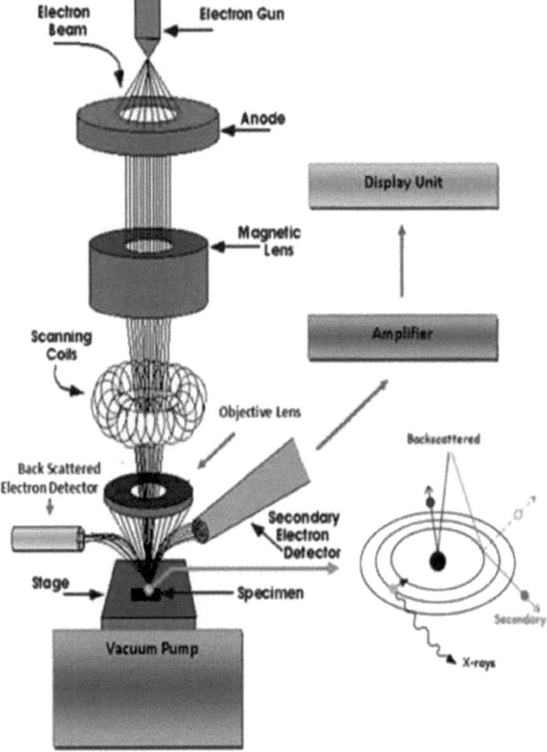

Fig. 3.27: Construção do SEM

No MEV são utilizadas diferentes lentes, que são cilindros metálicos com um orifício no centro. No interior destes ímanes cilíndricos é produzido um campo magnético. A função destas lentes é focar e desmagnetizar o feixe de electrões que passa através dos orifícios para um tamanho de ponto mais pequeno, ou seja, para reduzir o diâmetro do feixe. Os electrões emitidos, com uma energia compreendida entre 0,2 KeV e 40 KeV, são então acelerados pelo ânodo em direção a um par de lentes de condensação que são, na realidade, ímanes e controlam a trajetória do feixe de electrões. Estas lentes evitam a curvatura do feixe de electrões e focam o feixe no alvo pretendido com um diâmetro de ponto de 0,4 nm a 5 nm. O feixe de electrões entra então na lente da objetiva final através de bobinas de varrimento que focam a sonda sobre a amostra e desviam o feixe de electrões ao longo dos eixos x e y para possibilitar a obtenção de imagens rectangulares da amostra.

Quando o feixe de electrões incide sobre a superfície da amostra, ocorre uma absorção e dispersão

aleatórias e repetidas, devido às quais o eletrão perde energia. A forma e a dimensão deste volume de interação dependem de vários factores e, na maioria dos casos, variam entre < 100 nm e cerca de 5 ^m. Tensões de aceleração elevadas e elementos de baixo número atómico produzem um grande volume de interação.
As partículas de poeira estão sempre presentes na atmosfera, o que pode perturbar e bloquear a trajetória do feixe de electrões. Estas partículas podem também depositar-se sobre a superfície da amostra a examinar e alterar as caraterísticas da superfície. Por estas razões, o SEM funciona sempre sob vácuo. As bombas de difusão de óleo são as mais utilizadas no SEM para produzir uma pressão de cerca de 10^{-6} torr. Atualmente, os modelos mais avançados de SEM utilizam bombas turbomoleculares que podem produzir um vácuo muito elevado de cerca de 10^{-11} torr.
A preparação das amostras é muito importante para o MEV. As amostras condutoras não requerem modificações, enquanto que, no caso das amostras não condutoras, é sempre aplicado um revestimento fino de um material condutor adequado sobre a superfície, a fim de evitar a acumulação de cargas na sua superfície.
Os materiais de revestimento comuns incluem o ouro, a platina, o paládio e as suas ligas. O revestimento é efectuado com um aparelho de revestimento por pulverização catódica ou por evaporação a alto vácuo. Todas as amostras biológicas e húmidas devem ser secas antes de serem digitalizadas no SEM [15, 16].

3.5.4 Técnica de Espectroscopia de Absorção Atómica

A espetroscopia de absorção atómica é um método analítico quantitativo em que a concentração elementar da solução do analito é determinada através da investigação do espetro obtido pela passagem das radiações ópticas absorvidas pelos átomos livres que se encontram no estado gasoso. A AAS requer apenas uma gota de solução do analito para a análise.
No nosso trabalho, a AAS foi realizada para determinar as concentrações iónicas (Si, Na, Ca, P e Ti) na solução reagida (SBF) com o espetrómetro de absorção atómica Z-5000, Hitachi.

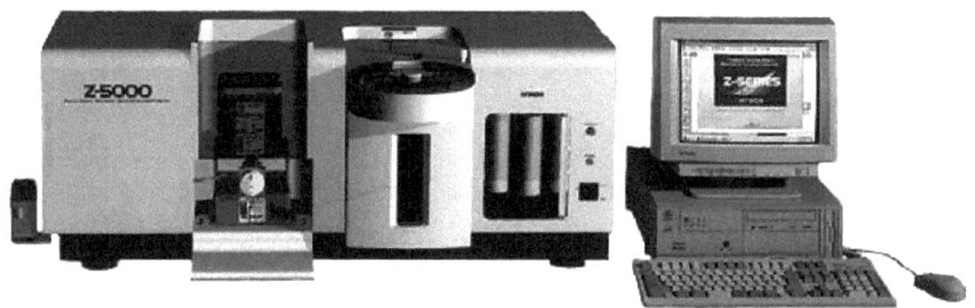

Fig 3.28: Espectrofotómetro de absorção atómica Zeeman polarizado Z-5000, Hitachi

3.5.4.1 Principal

Esta técnica de caraterização determina a concentração de diferentes elementos numa solução, utilizando a espetrometria de absorção. Quando as radiações ópticas atravessam os átomos presentes no atomizador, estes ficam excitados durante um curto intervalo de tempo, quase em nanossegundos, absorvendo uma certa quantidade de energia, uma vez que os electrões de cada átomo necessitam de um comprimento de onda específico para a sua transição. Isto significa que cada elemento absorve apenas comprimentos de onda específicos e produz a sua própria linha de absorção caraterística, o que torna possível a determinação quantitativa do elemento em solução. Esta técnica requer algumas soluções padrão com uma concentração conhecida da substância a analisar, de modo a que a absorvância medida seja comparada com esta concentração conhecida, a fim de obter a quantidade de substância a analisar na solução. Esta técnica depende da "Lei de Beer-Lambert", que estabelece uma relação entre a absorção da luz e as propriedades do material através do qual a luz viaja:

$$A=\varepsilon cl \qquad 3.3$$

Em que A é a absorvância, e é a absorvência molar, c é a concentração da substância a analisar e l é o comprimento do trajeto, que é na realidade a largura da chama. Assim, o valor medido da absorvância pode ser transformado em massa da substância a analisar utilizando esta lei.

3.5.4.2 Processamento

Um sistema de espetroscopia de absorção atómica é constituído por um atomizador, uma fonte de radiação (lâmpada), lentes de focagem (cortadores de luz), um monocromador (seletor de comprimento de onda), um detetor, um amplificador e uma unidade de leitura, como se mostra na figura 3.29.

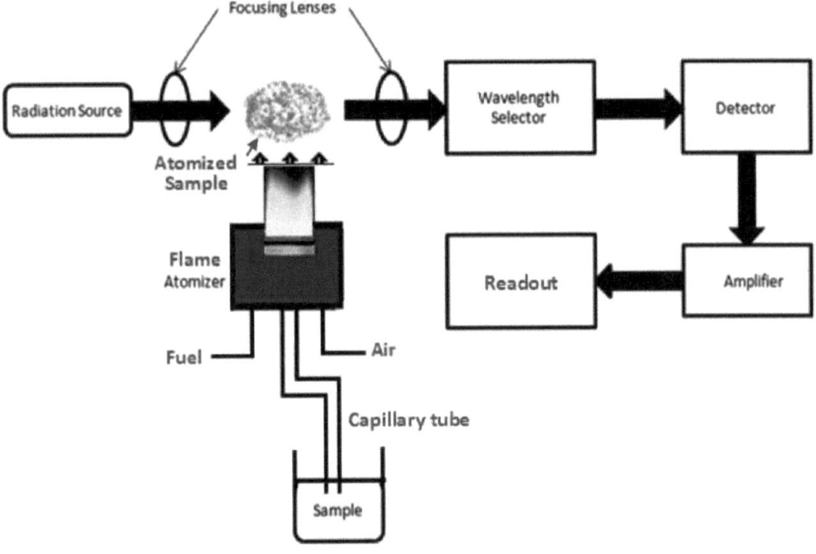

Fig. 3.29: Componentes do sistema AAS

Antes de analisar a amostra quanto à sua concentração elementar, esta deve ser atomizada, ou seja, deve ser convertida em átomos gasosos livres. A atomização é efectuada com a ajuda de atomizadores que contêm uma fonte para produzir altas temperaturas. Há dois tipos de atomizadores mais utilizados em aplicações laboratoriais: os atomizadores de chama e os atomizadores electrotérmicos ou de tubo de grafite. Este último tipo de atomizador é menos utilizado porque requer a substituição contínua dos tubos de grafite, que são bastante dispendiosos, e demora mais tempo a analisar do que os atomizadores de chama. Para analisar amostras em estado líquido ou dissolvido, utilizam-se atomizadores de chama. Os atomizadores de chama utilizam dois tipos de chama. A primeira chama utiliza o ar como oxidante e o acetileno como combustível e produz uma temperatura de 2300° C. A outra chama tem o óxido nitroso N2O como oxidante e o acetileno como combustível e é capaz de criar uma temperatura de 2700° C, sendo mais adequada para materiais que têm uma forte atração pelo oxigénio.

Em primeiro lugar, um nebulizador analítico aspira a solução do recipiente através de um tubo capilar e converte-a num aerossol que é, na realidade, uma fina névoa de gotículas de líquido em suspensão. A névoa de aerossol entra então na câmara de pulverização onde se mistura completamente com o combustível e os gases oxidantes. A sensibilidade elementar do instrumento aumenta à medida que a partícula diminui de tamanho. Esta secção foi concebida de modo a libertar apenas gotículas de aerossol de dimensão < 10 nm para a chama. Deste modo, apenas 5% da solução aspirada chega à chama, mas esta montagem reduz consideravelmente os efeitos de interferência.

A chama é produzida pela cabeça do queimador que está colocada por cima da câmara de pulverização. A largura da chama é geralmente de 4-6 polegadas com uma profundidade de alguns mm. A taxa de fluxo dos gases oxidantes para a chama pode ser ajustada para obter a concentração máxima de átomos livres. A fim de expor a zona da chama que contém a maior densidade de átomos livres à radiação da lâmpada, a altura do queimador pode também ser alterada. Na chama ocorrem diferentes processos que produzem átomos livres, moléculas e mesmo iões.

Em primeiro lugar, tem lugar a dessolvatação, na qual são produzidas nanopartículas secas da amostra por evaporação do solvente. A segunda fase é designada por volatilização, na qual as partículas em estado sólido são transformadas em moléculas gasosas através de energia térmica. Estas moléculas são depois convertidas em átomos livres por dissociação, num processo designado por atomização. Uma parte da substância a analisar pode também ser transformada em iões gasosos através da ionização, dependendo da energia de ionização da substância a analisar e da energia fornecida pela chama. Os diferentes processos que ocorrem durante a atomização são mostrados na figura 3.30.

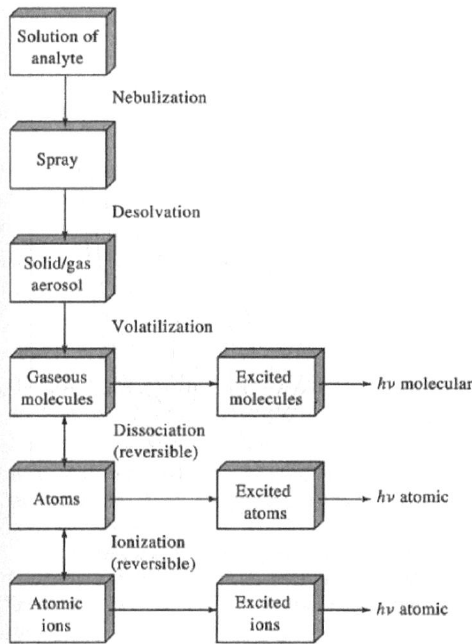

Fig. 3.30: Processos que ocorrem durante a atomização

Num determinado instante de tempo, apenas alguns átomos da chama se encontram no estado excitado, enquanto os restantes se encontram no estado fundamental, que pode ser excitado pela luz de uma fonte de radiação, que é geralmente uma lâmpada de cátodo oco feita do elemento a detetar. Não é necessário um monocromador, uma vez que a lâmpada emite exatamente os comprimentos de onda necessários para a análise.

A lâmpada é basicamente um tubo de vidro selado no qual é colocado um gás nobre, por exemplo, árgon ou néon. Quando a lâmpada é alimentada com alguma tensão, os átomos de gás nobre são ionizados. Os electrões emitidos dirigem-se para o ânodo e os catiões positivos (Ar^+ ou Ne^+) dirigem-se para o cátodo, que é constituído pelo metal ou elemento a detetar. Os catiões de alta energia bombardeiam a superfície do cátodo e pulverizam átomos. Estes átomos são excitados por colisões e regressam rapidamente ao seu estado fundamental, como se mostra na figura 3.31.

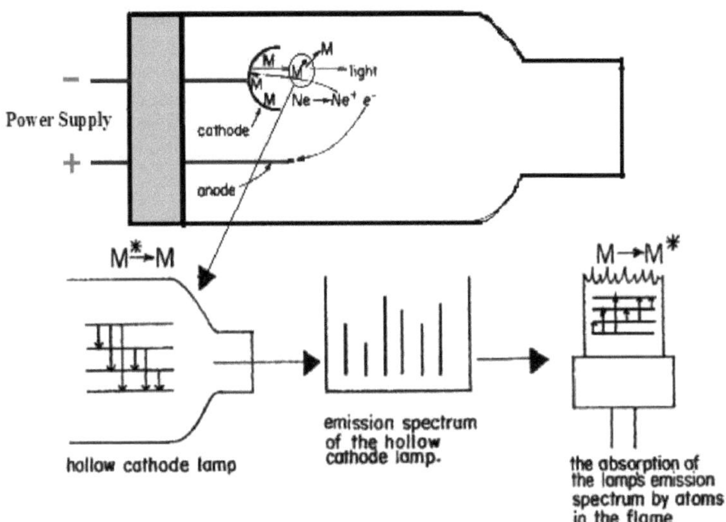

Fig. 3.31: Mecanismo da lâmpada

Ao regressarem ao estado fundamental, produzem o seu espetro caraterístico de emissão de linhas. Esta energia emitida é então direcionada para a chama onde os átomos do mesmo elemento estão presentes no estado não excitado. Estes átomos ficam excitados ao absorverem esta energia. O monocromador sintonizado para o comprimento de onda absorvido passa a luz para o detetor, que mede a intensidade e depois fornece a saída para a leitura. A absorvância medida é convertida em concentração mássica pela lei de Beer [17].

Capítulo 4

RESULTADOS E DISCUSSÃO

4.1 Introdução

As biocerâmicas são frequentemente utilizadas na indústria médica para substituir os órgãos defeituosos e os tecidos doentes dos organismos vivos. Este domínio tem beneficiado um grande número de pessoas. A história da implantação não é nova, mas com o desenvolvimento de novas tecnologias, a utilização de biocerâmicas no interior do corpo humano está agora a generalizar-se [1].

Os materiais bioactivos são de especial interesse devido à sua vasta gama de propriedades, incluindo as suas rápidas taxas de reação responsáveis pela sua ligação ao osso, a sua natureza não tóxica e a facilidade de controlar as suas taxas de reação modificando a sua composição de acordo com uma função específica. Os materiais bioactivos utilizam o facto de a apatite ser uma fase mineral importante do osso e estes materiais também formam uma ligação estreita ao osso através da formação de uma camada de apatite na sua superfície. Os materiais bioactivos são os materiais mais eficazes para serem utilizados como enxertos ósseos para preencher as lacunas entre os ossos vizinhos. Ao serem implantados no interior do corpo, estes materiais desenvolvem uma camada superficial de apatite biologicamente ativa que se liga firmemente à apatite óssea e, desta forma, a lacuna é preenchida por tecidos recém-formados. Isto significa que a formação de apatite é o requisito mais importante para que um material sintético seja bioativo [2].

Antes de implantar o material no corpo dos animais para verificar a sua bioatividade in vivo, é seguro verificar a sua bioatividade in vitro numa solução acelular (SBF) preparada por Kokubo et al. com uma concentração iónica semelhante à do plasma sanguíneo humano [3]. A bioatividade é afetada não só pelo tipo de material, mas também pelo tipo de solução em que este é embebido. Kokubo et al. observaram que a cerâmica de vidro A/W não produziu qualquer camada de apatite quando testada em solução tampão Tris, enquanto que após imersão em SBF, foi observada uma camada de apatite sobre a superfície. Foram realizadas várias experiências e verificou-se que o SBF pode ser utilizado como padrão para avaliar a bioatividade in-vitro [4].

É muito importante controlar o processo de cristalização para obter as propriedades desejadas das biocerâmicas. O processo de cristalização consiste em duas fases básicas. A primeira fase é designada por nucleação, que envolve o crescimento de cristais até um tamanho observável num núcleo pré-existente, ao qual se segue o crescimento adicional de cristais, a segunda fase da cristalização. A nucleação divide-se ainda em duas categorias: a nucleação homogénea, que é a formação espontânea de cristais no interior do sistema, e a nucleação heterogénea, na qual a formação de cristais tem lugar em algumas superfícies, por exemplo, na parede do cadinho ou numa impureza já presente no sistema. A fim de aumentar a taxa de nucleação interna, é uma boa prática adicionar alguns agentes nucleantes (por exemplo, TiO2, fluoretos e P2O5) na composição básica [5].

Os materiais bioactivos utilizados como enxertos ósseos são mais frequentemente obtidos a partir do sistema básico de óxidos CaO-P2O5-SiO2 [6]. A forma tetraédrica é formada pelo SiO2 cristalino devido à disposição regular das unidades tetraédricas de $SiO4^{-4}$, como se mostra na figura 4.1.

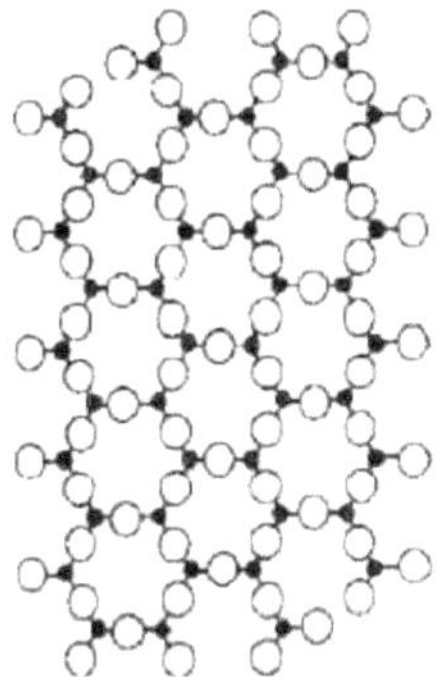

Fig. 4.1: Estrutura do SiO2 cristalino

No entanto, a introdução de outras espécies (intermediários e modificadores) perturba este arranjo regular, tal como apresentado na figura 4.2. Uma vez que a sílica forma uma rede tridimensional contínua (aleatória), é vulgarmente conhecida como formador de rede. Este padrão regular produzido pelo formador é quebrado por alguns óxidos de metais alcalinos e alcalino-terrosos (CaO, Na2O e MgO) e estes óxidos são designados por modificadores. Por vezes, são também adicionados intermediários (por exemplo, TiO2 e Al2O3) em vez de sílica no sistema básico, que são capazes de estabilizar (tornando-se parte da rede de sílica) e modificar a rede básica, dependendo da sua quantidade adicionada.

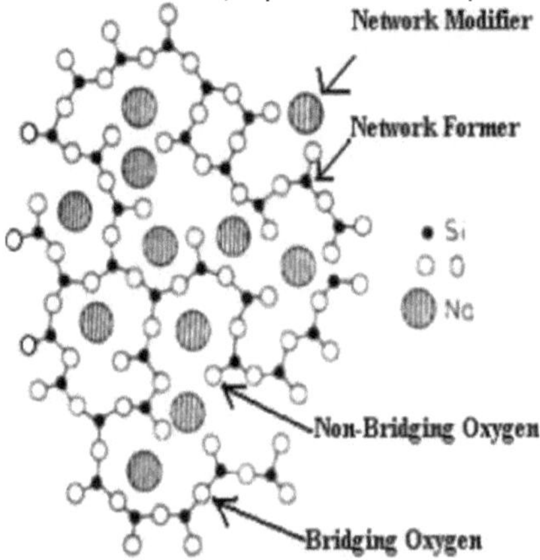

Fig 4.2: Rede de sílica constituída por modificadores de rede e formadores de rede (SiO4)

Na rede de sílica, os oxigénios em ponte (BO) são os átomos de oxigénio que estão ligados aos átomos de sílica e não estão livres. Mas devido à introdução de óxidos modificadores, a conetividade de alguns átomos de oxigénio com os átomos de Si é quebrada devido aos catiões dos modificadores, que são responsáveis pela quebra da ligação e pela produção destes átomos de oxigénio sem ponte (NBO). A ligação Si-O é muito mais forte do que a ligação iónica presente entre os catiões dos modificadores e os NBO [7].

Neste trabalho de investigação, são preparadas cinco composições diferentes de biocerâmicas no sistema CaO-P2O5-SiO2-Na2O com quantidades variáveis de titânia por metalurgia do pó. Neste capítulo, é apresentado de forma exaustiva um estudo comparativo do efeito do aumento da quantidade de TiO2 na bioatividade in vitro das biocerâmicas preparadas. O efeito da concentração de titânia na estrutura cristalina, na morfologia da superfície e nas taxas de libertação iónica também é estudado para todas as composições e observa-se que a bioatividade é afetada pela variação da concentração de titânia.

4.2 Caracterização de amostras de biocerâmica

4.2.1 Análise XRD

Os padrões de XRD para as cerâmicas bioactivas (BC1, BC2, BC3, BC4 e BC5) antes da imersão em SBF são mostrados na figura 4.3. Foi observado um desvio acentuado nas intensidades das fases cristalinas precipitadas sobre a superfície da cerâmica com a adição de tiatnia em diferentes quantidades. Foram detectadas diferentes fases cristalinas em todas as biocerâmicas, o que pode ser atribuído à presença de uma rede de silicatos e fosfatos e de titânia, que proporciona locais de nucleação eficazes para o crescimento de cristais. Tem sido afirmado na literatura que a introdução de uma pequena quantidade de fósforo em cerâmicas de silicato também aumenta a nucleação de volume, uma vez que os cristais de fosfato precipitados actuam como núcleos heterogéneos para o crescimento de diferentes fases [8,9].

A combeite e a wollastonite são as duas fases mais esperadas nos sistemas cerâmicos de silicato de cálcio, tal como descrito por Hench et al. [10]. No presente trabalho, os padrões de XRD obtidos são interpretados com a ajuda dos cartões JCPDS. Os padrões obtidos de todas as cerâmicas mostraram picos correspondentes a parawollastonite [(CaSiO3) (cartão n.º 100489)], silicato de sódio e cálcio [(Na2Ca3Si6O16) (cartão n.º 23-0671)], Combeite [(Na2Ca2Si3O9) (cartão n.º 22-1455)] e oxiapatite [(Ca10(PO4)6O) (cartão n.º 896495)] com intensidades variáveis. Estas fases são formadas de acordo com as seguintes reacções:

$$CaO + SiO_2 \longrightarrow CaSiO_3 \qquad 4.1$$

$$Na_2O + 3CaO + 6SiO_2 \longrightarrow Na_2Ca_3Si_6O_{16} \qquad 4.2$$

$$Na_2O + 2CaO + 3SiO_2 \longrightarrow Na_2Ca_2Si_3O_9 \qquad 4.3$$

$$10CaO + 3P_2O_5 \longrightarrow Ca_{10}O_{25}P_6 \qquad 4.4$$

A parawollastonite (wollastonite-2M) é uma forma de silicato de cálcio a baixa temperatura, tal como referido por M. I. Alemany et al., que obtiveram a mesma fase a uma temperatura de sinterização de 900^0 C [11], uma vez que esta fase é considerada estável a baixa temperatura.
Foi previamente estudado que a fase cristalina do Na2Ca2Si3O9 possui um elevado índice de bioatividade [12] e que a wollastonite apresenta taxas de dissolução mais rápidas, o que aumenta a bioatividade [13, 14].
A parawollastonite e o Na2Ca3Si6O16 parecem ser as fases principais em todas as amostras com o seu pico caraterístico a 26 de 26,9o mostrando um máximo para BC4 e este pico diminui ligeiramente em BC5. Com a adição de titânia, formou-se um novo pico cristalino de whitlockite [(Ca3(PO4)2) (card no. 09-0169)] de acordo com a reação:

$$3CaO + P_2O_5 \longrightarrow Ca_3(PO_4)_2 \qquad 4.5$$

Isto está de acordo com o trabalho de Kasuga et al. que mostrou que o TCP apareceu apenas nos sistemas que continham titânia [15]. A Whitlockite é um material CPC bioreabsorvível utilizado eficazmente na indústria médica. Apresenta taxas de degradação lentas mas possui uma elevada bioatividade em fluidos fisiológicos [16]. Com o aumento da concentração de titânia, um novo pico menor de fosfato de sódio e titânio [(NaTi2(PO4)3) (cartão n.º 33-1296)] em 2Θ de 24,25° apareceu em BC3 com intensidade crescente até à amostra BC5. A amostra BC2 não mostrou qualquer fase contendo titânio, o que significa que nesta amostra o titânio permaneceu em solução sólida. O desenvolvimento de novas fases cristalinas com o aumento da quantidade de TiO2 deve-se ao facto de os óxidos de metais de transição aumentarem a tendência para a separação de fases e, por conseguinte, aumentarem a cristalização, conforme discutido por Hudan et al. [17].
Os padrões de XRD de todas as amostras após 30 dias de imersão em solução SBF são mostrados na figura 4.4. Os picos cristalinos de intensidades variáveis de HCA [(Ca10H2O26P6) (cartão n.º 04-0697)] em 25,88°, 28,97°, 31,7°, 33,0°, 34,2°, 39,9°, 43,5°, 47,3° e 50,2° são observados. A intensidade do pico a 25,88° correspondente à reflexão do plano (002) aumenta até BC4 e depois diminui na amostra BC5 devido à dissolução controlada desta amostra.

Tamanho do grão

A fórmula de Scherrer [18] foi utilizada para estimar o tamanho médio dos cristais de HA:

$$D = K\lambda / \beta \cos\theta \qquad 4.6$$

Em que X é o comprimento de onda dos raios X incidentes (0,15406 nm para as radiações CuKa), K é o fator de forma do cristalito (0,94), 6 é o ângulo de Bragg e p é a largura total a meio máximo (FWHM) do pico que apresenta a intensidade máxima. Ao calcular o tamanho do grão, p foi convertido em radianos. Os valores calculados do tamanho de grão são 29,369nm, 53,606nm, 57,708nm, 63,77nm e 78,0nm para BC1, BC2, BC3, BC4 e BC5, respetivamente, e são apresentados na tabela 4.1.
Pode ver-se na figura 4.5 que o tamanho dos cristais de HCA aumenta com o aumento da titânia devido ao aumento do número de sítios de nucleação (Si-OH e Ti-OH), tal como referido por J.J. Shyu et al. [19].

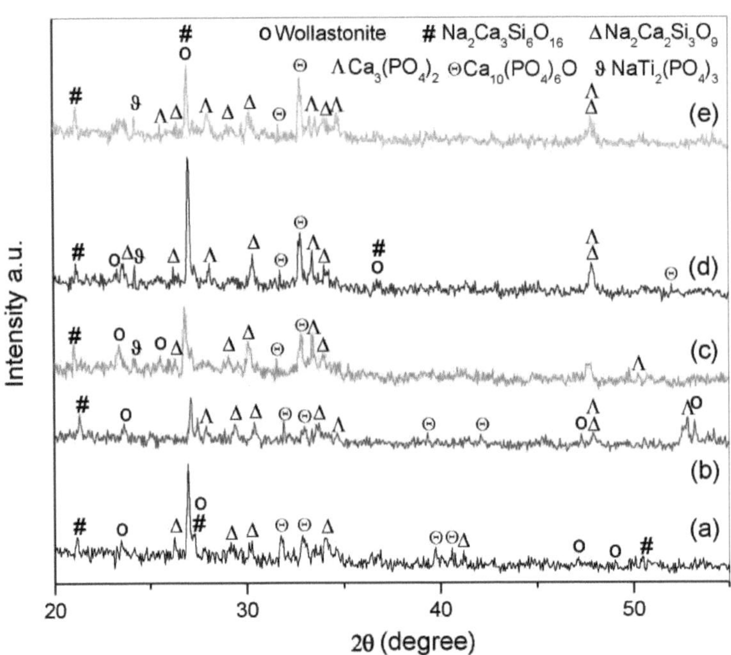

Fig. 4.3: Padrão XRD para biocerâmicas (a) BC1, (b) BC2, (c) BC3, (d) BC4 e (e) BC5 antes da imersão em solução SBF

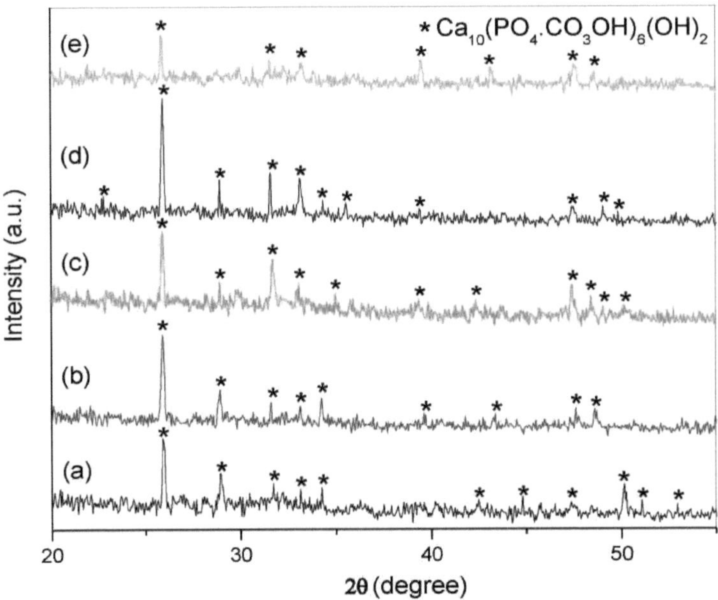

Fig. 4.4: Padrão XRD para biocerâmicas (a) BC1, (b) BC2, (c) BC3, (d) BC4 e (e) BC5 após 30 dias de imersão em solução SBF

Tabela 4.1: Tamanho de grão extraído de micrografias XRD para biocerâmicas

Sr. #	**Ângulo de difração (2θ) Grau**	**P (FWHM) Radianos**	**Tamanho do grão** (nm)
BC1	25.946	0.00506	29.369
BC2	25.909	0.002772	53.606
BC3	25.909	0.002575	57.708
BC4	25.936	0.00233	63.77
BC5	25.884	0.0019037	78.05

4.2.2 Análise FTIR

Os materiais bioactivos têm a propriedade geral de formar uma camada biológica que acaba por se ligar ao osso. A espetroscopia de infravermelhos com transformada de Fourier (FTIR) é a melhor ferramenta para investigar a sequência da cinética de reação da formação de HCA na superfície do implante [20, 21]. A composição química, as taxas de solubilidade e as fases da cerâmica afectam grandemente a formação de apatite [22].

Os espectros de transmissão FTIR das biocerâmicas (BC1, BC2, BC3, BC4 e BC5) foram registados antes e após 1, 3, 7, 15, 21, 24 e 30 dias de imersão em solução SBF e são apresentados na figura 4.6. Estes espectros representam as principais reacções que ocorrem na superfície das biocerâmicas e que conduzem à formação de HCA. Com o aumento do tempo de imersão em SBF, observa-se que todos os modos vibracionais se alteram.

Os espectros de transmissão de IV de todas as biocerâmicas antes da imersão em SBF revelaram a presença de vibrações de estiramento Si-O-Si de átomos de oxigénio sem ponte (940-860 cm^{-1}), de curvatura Si-O-Si (500-400 cm^{-1}) e de estiramento tetraédrico Si-O-Si (1175-710 cm^{-1}), que são as bandas caraterísticas da rede de sílica, tal como referido na literatura [23-25].

A presença destas bandas vibracionais indica que a sílica é o componente básico do sistema. Os espectros também indicaram a presença de bandas de fosfato, ou seja, P-O bend (600-560 cm^{-1}) e P-O stretch (1043-1024 cm^{-1}) em todas as biocerâmicas, o que pode ser devido à presença de fases contendo fosfato nas biocerâmicas [26].

Os espectros de IV também mostraram modos vibracionais correspondentes ao estiramento C-O (14651415 cm^{-1}) [27]. Esta banda apareceu, uma vez que o carbonato de sódio (Na2CO3) foi utilizado como fonte de Na2O na composição original. No caso do vidro e das vitrocerâmicas, esta banda não aparece geralmente antes da imersão em SBF devido à decomposição do carbonato em carbono e oxigénio à temperatura elevada utilizada para a fusão. Mas no presente caso, devido à baixa temperatura de sinterização, o carbonato não se decompôs e apareceu nos espectros de IV. As bandas na região 1600-1650 cm^{-1} representam a vibração de ligação H- O-H e 3000-3600 cm^{-1} representam a vibração de estiramento da molécula de água absorvida [28].

Houve uma variação limitada nas posições e intensidades dos picos de transmitância nos espectros das cerâmicas reagidas. A principal diferença nos espectros destas cerâmicas pode ser explicada com base no tempo necessário para o desenvolvimento de picos nos números de onda 610-600 cm^{-1} e 600-560 cm^{-1} que representam os modos vibracionais caraterísticos do grupo fosfato na apatite cristalina e também determina o efeito da composição química e das fases na bioatividade das cerâmicas [29].

Foram observadas as seguintes alterações nos espectros de IV das biocerâmicas após vários tempos de reação em solução SBF:

Os espectros de IV das biocerâmicas após o primeiro dia são apresentados na figura 4.6(a). A vibração de flexão Si-O-Si deslocou-se para um número de onda inferior (474,4 cm^{-1}) em todas as cerâmicas devido à dissolução em SBF, tal como descrito por et al. [30], enquanto a vibração de flexão P-O se deslocou para um número de onda superior (615,5 cm^{-1}) devido à incorporação de fósforo da solução. A intensidade da banda de estiramento C-O diminuiu e os picos devidos à vibração de estiramento P-O desapareceram em todas as biocerâmicas. Uma nova banda de estiramento O-H (30003600 cm^{-1}) também apareceu nas cerâmicas reagidas devido à água absorvida.

Após o terceiro dia, não foram observadas alterações significativas nos espectros de transmissão das biocerâmicas, exceto no BC4, que mostrou um estiramento duplo de sílica a cerca de 778,03 cm^{-1} e 1116,314 cm^{-1} , o que representou a formação de uma camada rica em SiO2, tal como discutido por A.K. Srivastava [31]. A curvatura Si-O-Si a 474,44 cm^{-1} tornou-se acentuada, o que também apoia a existência de uma camada rica em sílica [31].

Após o sétimo dia, os espectros de infravermelhos das biocerâmicas BC1, BC2 e BC3 também indicaram a formação de uma camada de sílica com o desenvolvimento de um estiramento duplo da sílica. Apareceu uma banda de sílica a 778,0 cm^{-1} , 815,8 cm^{-1} e 755,9 cm^{-1} para BC1, BC2 e BC3, respetivamente, juntamente com uma banda nítida a 1073,7 cm^{-1} . Não foram observadas alterações consideráveis nos espectros de BC5, ao passo que o estiramento duplo aumentou de intensidade e tornou-se bastante proeminente após o sétimo dia para a amostra BC4.

Após o 15º dia, observou-se a formação de uma camada de sílica sobre a superfície da BC5, representando os picos de estiramento da sílica a cerca de 1073,0 cm^{-1} e 785,9 cm^{-1} . O pico de estiramento Si-O-Si (940-860 cm^{-1}) desapareceu em todas as cerâmicas, o que pode ser devido à polimerização de silanóis (Si-OH) [32] produzida pela substituição de iões alcalinos por iões de hidrogénio da solução, como discutido anteriormente. Um pico a 584,0 cm^{-1} correspondente à curva P-O também apareceu em todas as amostras, com posição e intensidade ligeiramente variáveis, mostrando o máximo para BC4. Esta é uma indicação da formação da camada CaO-P2O5 (amorfa) [33].

Com o aumento do tempo de imersão em SBF, as bandas de silicato diminuíram de intensidade. Após o 21º dia, o estiramento tetraédrico da sílica (1175-710 cm^{-1}) desapareceu em todas as biocerâmicas e surgiu uma nova banda de fosfato (1350-1080 cm^{-1}) a 1058,7 cm^{-1} , 1049,0 cm^{-1} , 1052,1 cm^{-1} e 1060,1 cm^{-1} para BC1, BC2, BC3 e BC4, respetivamente, com um pico adicional de estiramento P-O (960 cm^{-1}) a 957,0 cm^{-1} . Uma banda de carbonato (1465-1415 cm^{-1}) e uma curva amorfa de fosfato (600-560 cm^{-1}) também apareceram em todas as amostras a 1426,9 cm^{-1} , 1419,1 cm^{-1} , 1434.0 cm^{-1} ,1419.1 cm^{-1} , 1419.1 cm^{-1} , 569.0 cm^{-1} , 584.0 cm^{-1} , 576.4 cm^{-1} , 569.0 cm^{-1} e 591.9 cm^{-1} respetivamente, com a intensidade mínima em BC5. Uma nova banda de estiramento C-O (890-800 cm^{-1}) foi encontrada a 875,0 cm^{-1} em todas as amostras. Foi observado um pico de curvatura P-O cristalina (610-600 cm^{-1}) a 606,9 cm^{-1} nos espectros de BC4, o que sugere a formação de uma camada cristalina de HCA.

Após o dia 24, a curva P-O tornou-se cristalina também para as amostras BC1, BC2 e BC3 nos números de onda 610,0 cm^{-1} , 600,0 cm^{-1} e 605,9 cm^{-1} respetivamente. Enquanto que a BC5 apresentou bandas a 1046 cm^{-1} , 957,0 cm^{-1} (estiramento P-O), 1417,1 cm^{-1} , 876,5 cm^{-1} (estiramento C-O) e 591,9 cm^{-1} (curva P-O/vidro).

A intensidade das bandas de silicato continuou a diminuir até ao dia 30th com o aumento da intensidade das bandas correspondentes à apatite. Após o 30º dia, as bandas de silicato desapareceram e todas as amostras apresentam bandas vibracionais caraterísticas da apatite biológica (tabela 4.3), juntamente com uma nova banda de curvatura P-O (490 cm^{-1}) a 489,2 cm^{-1} , que é uma banda típica da camada de HCA bem cristalizada [10]. A intensidade máxima destas bandas é mostrada pela BC4, o que significa que possui a bioatividade mais elevada de todas as amostras preparadas.

As etapas pormenorizadas que envolvem a bioatividade de uma amostra foram explicadas pela primeira vez por Hench et al. Resumidamente, estas etapas incluem a libertação de catiões da biocerâmica para o SBF, resultando num aumento do pH da solução, a produção de uma camada de sílica, a precipitação de uma camada amorfa de CaO-P2O5 que, por fim, cristaliza em HCA através da incorporação de aniões de carbonato da solução na estrutura cristalina da HA [34-36]. A taxa de formação da camada de HCA sobre a superfície de qualquer implante determina o seu grau de bioatividade.

Os espectros FTIR das biocerâmicas indicaram que a bioatividade aumenta até BC4 devido às elevadas taxas de reação, enquanto a bioatividade diminui para a amostra BC5. Isto pode dever-se ao facto de a durabilidade química do sistema aumentar normalmente com a adição de óxidos de metais de transição, tal como estudado por Sarivasta et al. [37]. A taxa de lixiviação de iões da BC5 é suprimida devido às suas baixas taxas de reação, o que suprime a formação da camada de sílica, que por sua vez atrasa o desenvolvimento da camada de CaO-P2O5 e HCA.

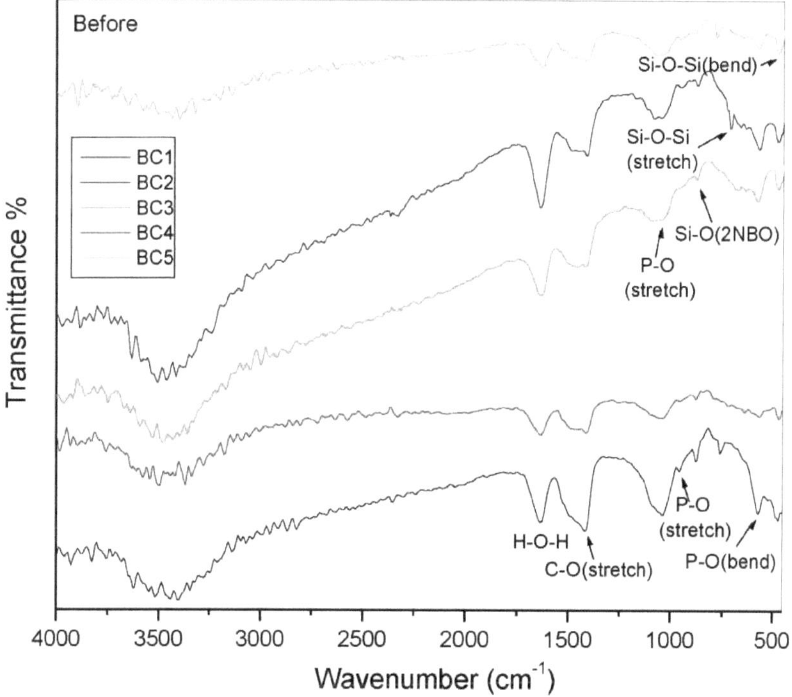

Fig 4.5(a): Espectros de transmissão FTIR da biocerâmica antes da imersão em solução SBF

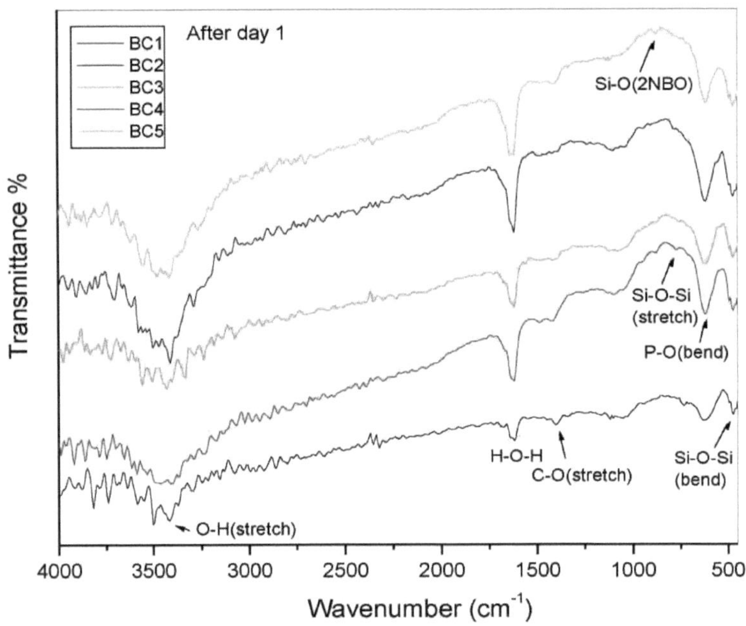

Fig 4.6(b): Espectros de transmissão FTIR da biocerâmica após imersão por um período de 1 dia em solução SBF

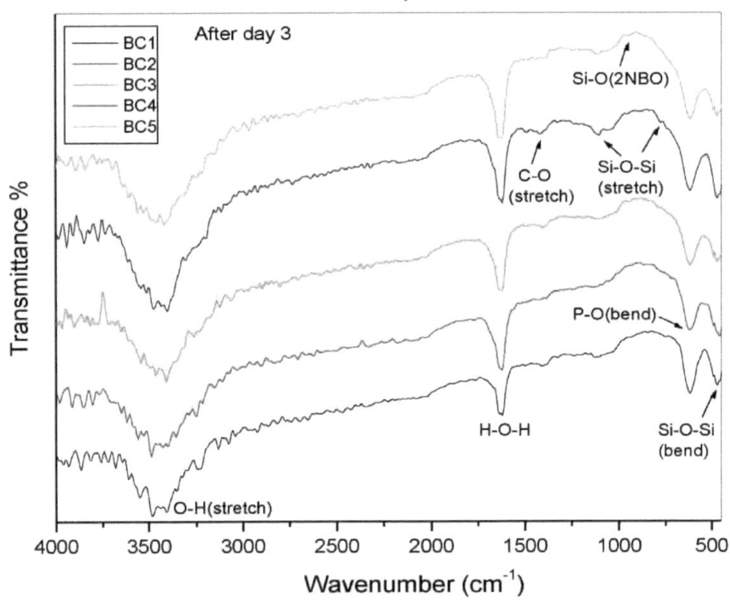

Fig 4.6(c): Espectros de transmissão FTIR da biocerâmica após imersão por um período de 3 dias em solução SBF

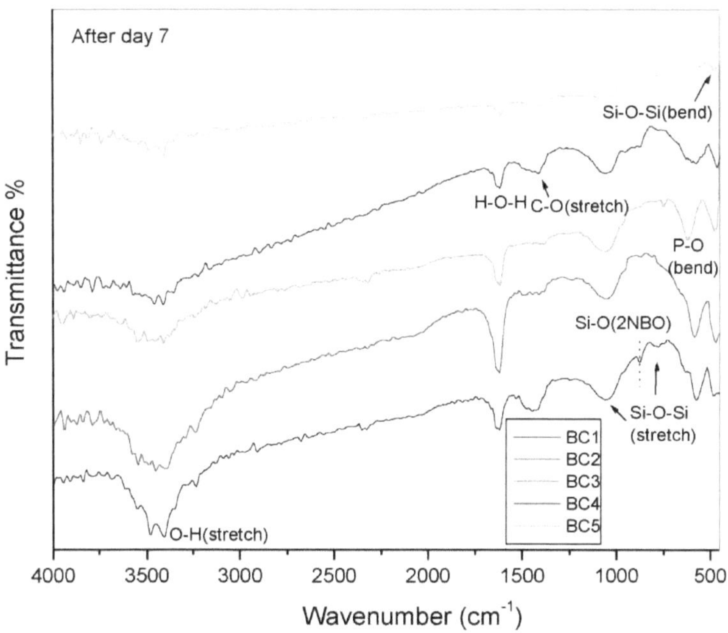

Fig 4.6(d): Espectros de transmissão FTIR da biocerâmica após imersão por um período de 7 dias em solução SBF

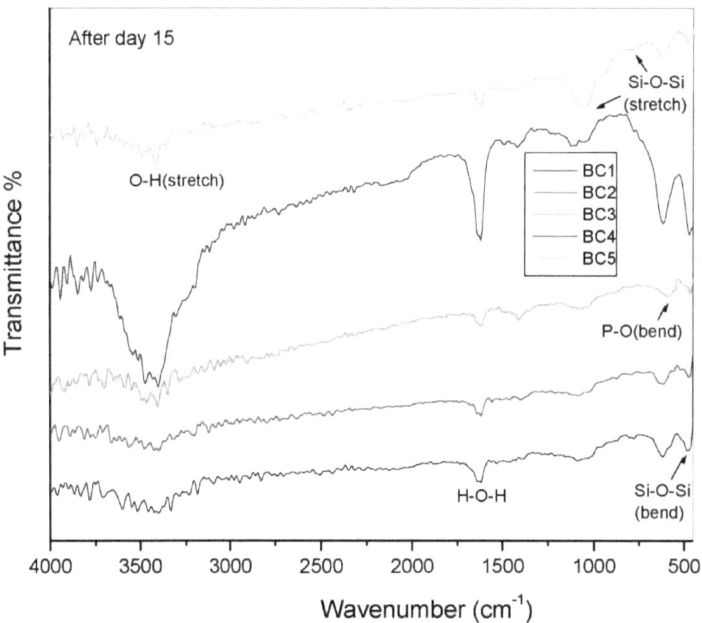

Fig 4.6(e): Espectros de transmissão FTIR da biocerâmica após imersão por um período de

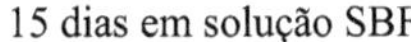
15 dias em solução SBF

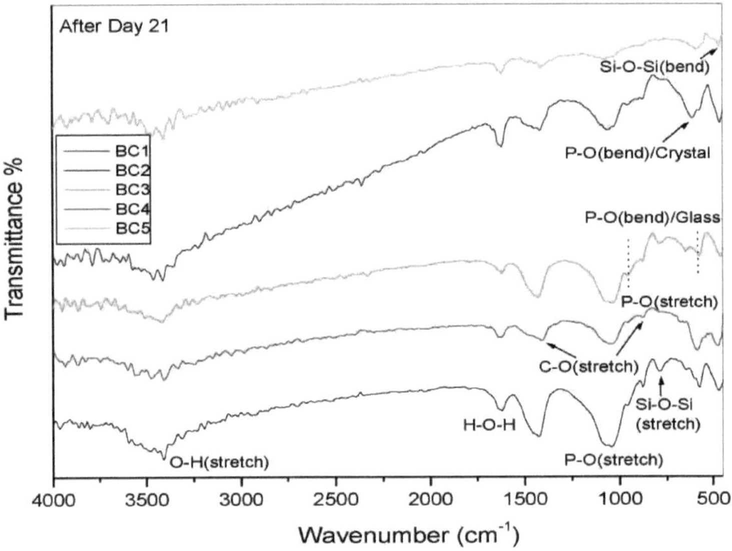

Fig 4.6(f): Espectros de transmissão FTIR da biocerâmica após imersão por um período de 21 dias em solução SBF

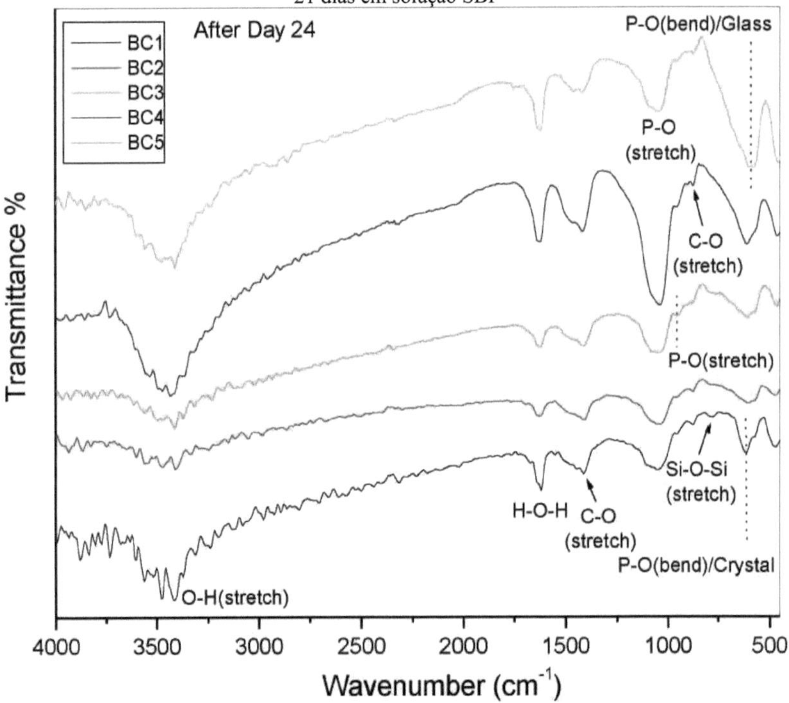

Fig 4.6(g): Espectros de transmissão FTIR da biocerâmica após imersão por um período de 24 dias em solução SBF

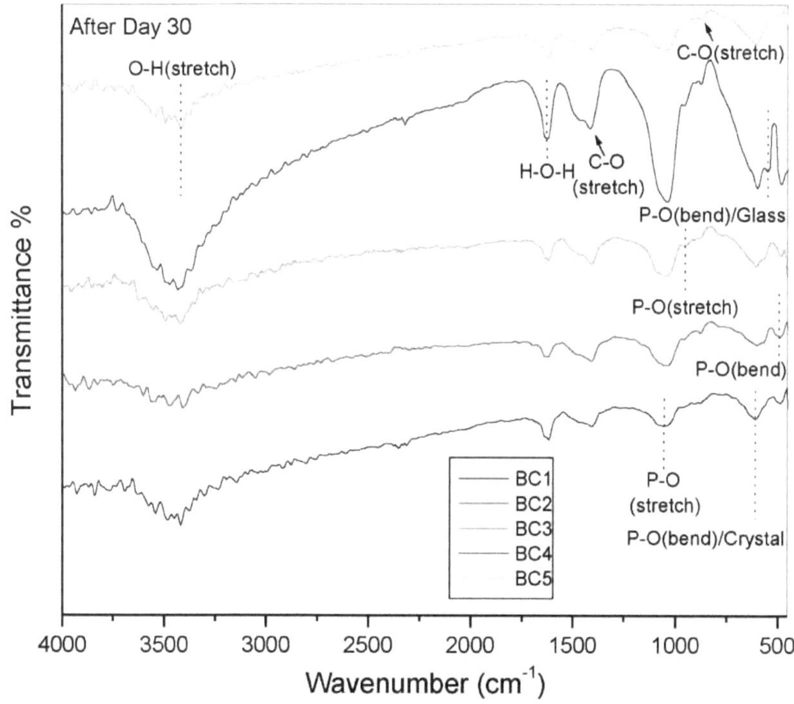

Fig 4.6(h): Espectros de transmissão FTIR da biocerâmica após imersão por um período de 30 dias em solução SBF

Tabela 4.2: Atribuição de bandas FTIR para todas as biocerâmicas antes da imersão em SBF

Modo de vibração	**Número de onda (cm^{-1}) Dados publicados**	**Antes da imersão em SBF**				
		BC1	**BC2**	**BC3**	**BC4**	**BC5**
Curvatura Si-O-Si	470-455	479.9	479.9	479.9	479.9	479.9
Estiramento H-O	1650-1600	1637.1	1637.1	1641.2	1637.1	1641.2
Estiramento C-O	1460-1415	1419.1	1419.1	1419.1	1419.1	1419.1
Estiramento P=O	1350-1025	1038.2	1031.1	1045.3	1045.3	1024.8
Estiramento Si-O-Si	1100-1000	-	-	-	-	-

Estiramento Si-O-Si (2NBO)	940-860	876.5	879.6	879.6	876.5	876.5
Estiramento C-O	890-800	-	-	-	-	-
Si-O-Si sym. Alongamento dos átomos BO entre os átomos tetraédricos	1175-710 840-720	762.6	725.9	735.4	717.1	785.9
Curva P-O/cristal	610-600	-	-	-	-	-
Curva P-O/amorfo	600-560	573.0	565.9	580.1	573.0	580.1
Curva P-O/cristal	560-500	-	-	-	-	-
Estiramento H-O-H	3550	-	-	-	-	-
Curvatura P-O	490	-	-	-	-	-
Estiramento P-O	960	957.0	-	-	957.0	957.0

Tabela 4.3: Atribuição de bandas FTIR para todas as biocerâmicas após 30 dias de imersão em SBF

Modo de vibração	**Número de onda (cm^{-1}) Dados publicados**	**Após 30 dias de imersão em SBF**				
		BC1	**BC2**	**BC3**	**BC4**	**BC5**
Curvatura Si-O-Si	470-455	-	-	-	-	-
Estiramento H-O	1650-1600	1639.1	1631.9	1625.4	1628.5	1628.5
Estiramento C-O	1460-1415	1412.09	1413.1	1417.1	1417.1	1420.2
Estiramento P=O	1350-1025	1054.0	1046.9	1061.9	1039.0	1054.0
Estiramento Si-O-Si	1100-1000	-	-	-	-	-

Estiramento Si-O-Si (2NBO)	940-860	-	-	-	-	-
Estiramento C-O	890-800	875.0	875.0	875.0	882.9	876.0
Si-O-Si sim. estiramento dos átomos BO entre os átomos tetraédricos	1175-710 840-720	-	-	-	-	-
Curva P-O/cristal	610-600	606.9	600.0	606.9	606.9	606.9
Curva P-O/amorfo	600-560	-	-	-	-	-
Curva P-O/cristal	560-500	-	-	-	554.8	-
Estiramento H-O-H	3550	3418.0	3432.2	3418.0	3411.1	3418.0
Curvatura P-O	490	489.2	489.2	489.2	489.2	489.2
Estiramento P-O	960	-	957.0	957.0	964.9	957.0

4.2.3 Análise da libertação de iões

As alterações na concentração de Si, Na, Ti, Ca e P com o tempo de imersão na solução SBF para todas as amostras (BC1, BC2, BC3, BC4 e BC5) são apresentadas na figura 4.7. Estas alterações de concentração da solução SBF são importantes para o estudo do comportamento da bioatividade. Pode observar-se que a cerâmica BC4 apresentou as taxas mais elevadas de libertação de iões, enquanto a BC5 apresentou a menor libertação de iões. No entanto, observou-se que a concentração de Ti libertado era máxima na BC5 devido ao elevado teor de TiO2 na sua composição original. A concentração de Si aumentou rapidamente durante os primeiros dias e depois atingiu um valor constante, mostrando apenas um pequeno aumento com o tempo. Da mesma forma, a concentração de Na também mostrou um rápido aumento durante os primeiros 7 dias e depois aumentou apenas ligeiramente com o tempo de imersão. Observou-se que a concentração de Ca aumentou durante os períodos iniciais de imersão e depois diminuiu rapidamente devido à sua precipitação sobre a superfície da amostra [38].

No caso da BC4, a concentração de iões de cálcio começa a diminuir após 15 dias, enquanto que para todas as outras cerâmicas diminui após 21 dias. Isto significa que o HCA se desenvolveu mais cedo na superfície da BC4 em comparação com as outras, pelo que possui a bioatividade mais elevada de todas. O aumento da quantidade de Na e Ca deve-se à sua troca com os iões H^+ e $H3O^+$ da solução, de modo a formar silanóis necessários para o crescimento da apatite [39]. Também foi observada uma diminuição na concentração de iões P. Esta diminuição da concentração de iões Ca e P com um aumento da concentração de Si é uma indicação da formação de uma camada rica em Ca-P [40].

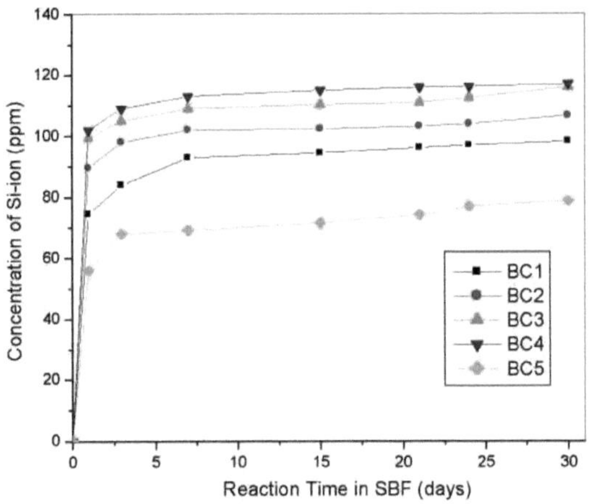

Fig 4.7(a): Variação da concentração iónica do Si com o tempo de imersão em solução SBF

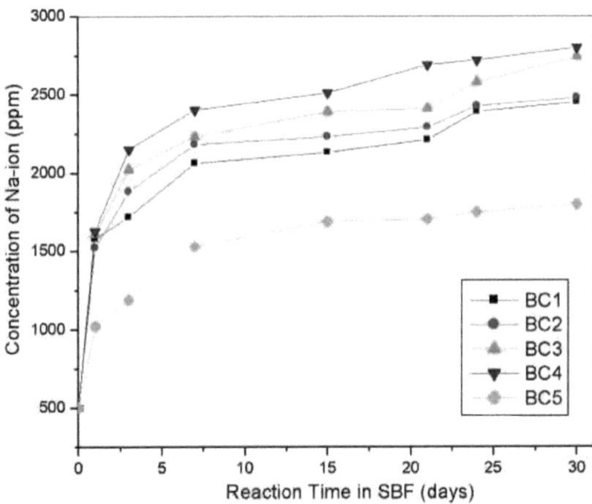

Fig 4.7(b): Variação da concentração iónica de Na com o tempo de imersão em solução SBF

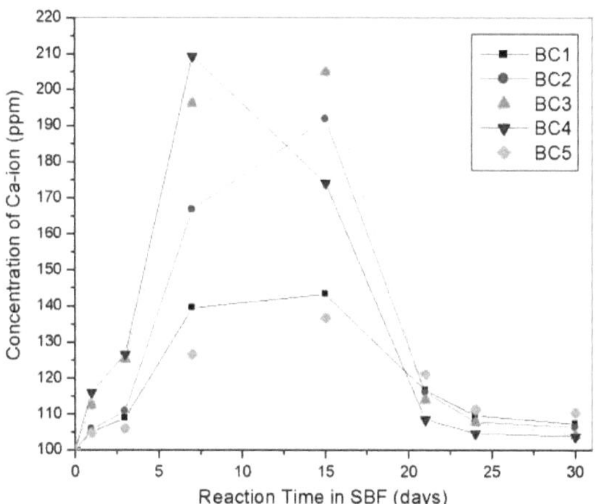

Fig 4.7(c): Variação da concentração iónica de Ca com o tempo de imersão em solução SBF

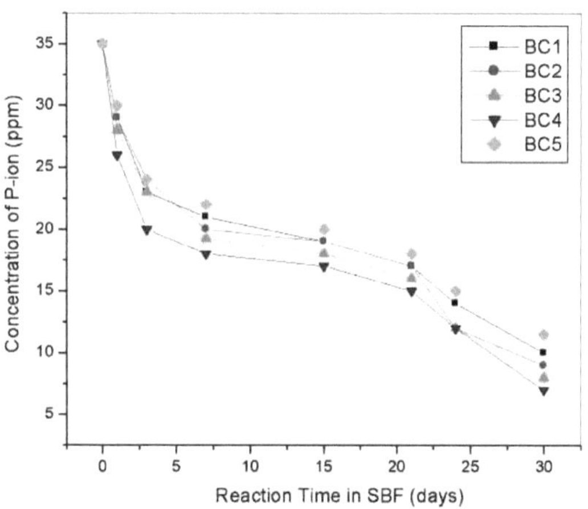

Fig 4.7(d): Variação da concentração iónica de P com o tempo de imersão em solução SBF

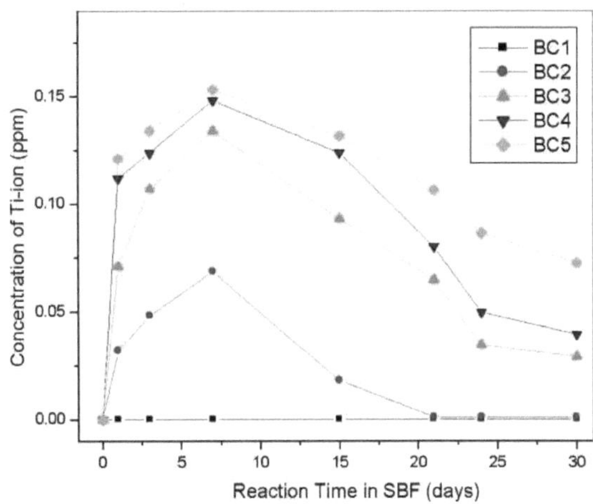

Fig 4.7(e): Variação da concentração iónica do Ti com o tempo de imersão na solução SBF

4.2.4 Medições de pH

Para analisar a bioatividade das biocerâmicas, é também essencial estudar as alterações no pH da solução SBF. Os valores medidos do pH da solução reagida seguiram uma tendência semelhante à descrita acima durante todo o tempo de imersão e são mostrados na figura 4.8. Verificou-se que o valor do pH da solução aumentou rapidamente durante os primeiros 7 dias de imersão, o que está de acordo com estudos anteriores, segundo os quais a formação de apatite é sempre incentivada por um valor de pH mais elevado [41].

Após o 7º dia, o pH da solução tornou-se quase constante e aumentou a um ritmo comparativamente mais lento até ao 30º dia. Após 30 dias de imersão, a alteração no valor do pH foi máxima para a BC4 (de 7,25 para 9,01), enquanto este incremento foi mínimo para a BC5 (de 7,25 para 7,86). As biocerâmicas BC1, BC2 e BC3 apresentaram valores de 8,109, 8,266 e 8,684, respetivamente, que se situam entre BC4 e BC5. No presente trabalho, os valores de pH obtidos para as cerâmicas são mais elevados do que os indicados na literatura para as cerâmicas de vidro com substituição de titânio devido à elevada dissolução conseguida nas cerâmicas. A

libertação de iões alcalinos, isto é, Ca^{2+} e Na^{+} , é realmente responsável pelo aumento dos valores de pH, uma vez que são trocados com iões H^{+} da solução, devido à qual a concentração de iões H^{+} é reduzida enquanto aumenta a concentração de OH^{-} na solução. O aumento do pH tornou-se mais lento com o tempo devido à diminuição das taxas de libertação de iões Na^{+} do material.

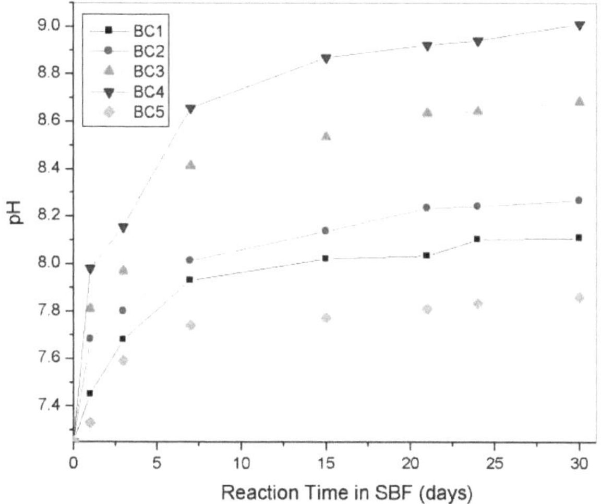

Fig 4.8: Variação do pH da solução de SBF reagida com o tempo de reação[42]

4.2.5 Medidas de perda de peso

Neste trabalho de investigação, a perda de peso da biocerâmica em SBF é calculada para examinar as taxas de degradação (in-vitro) utilizando a fórmula:

$$\textbf{Weight loss} = M_0 - M_t/A \qquad 4.7$$

Onde,
M0 = peso inicial (mg)
Mt = perda de peso (mg) em qualquer momento t
A = área de superfície (cm $)^2$

O grau de perda de peso tem um efeito pronunciado no desenvolvimento da apatite. A variação da perda de peso com o tempo de imersão é mostrada na figura 4.9. Pode ser observado a partir da perda de peso calculada que a BC4 apresentou as taxas mais elevadas de solubilidade durante todo o período de imersão e atingiu até 0,9325 mg/cm^2 após o dia 30. As taxas de solubilidade da cerâmica BC5 são mínimas e atingem apenas 0,2027 mg/cm^2 até 30 dias. As biocerâmicas BC1 (0,569 mg/cm^2), BC2 (0,605 mg/cm^2) e BC3 (0,8002 mg/cm^2) apresentaram taxas intermédias entre as BC4 e BC5. É muito importante controlar as taxas de dissolução do implante porque taxas muito elevadas produzem uma concentração elevada de iões que não é eficaz. Também não é possível estimular a proliferação celular se as baixas concentrações iónicas resultarem de taxas de solubilidade muito lentas [43].

Existe uma estreita relação entre a bioatividade e as taxas de degradação dos materiais bioactivos. A conetividade da rede é um fator importante que controla as taxas de degradação e, consequentemente, a bioatividade. A diminuição da conetividade da rede é um sinal positivo para a bioatividade devido ao aumento da dissolução. Foi referido que o Na2O perturba eficazmente a rede [44], ao passo que o Ti, sendo um catião tetravalente e com uma carga elevada, pode estar presente tanto na posição de formador como na de modificador. Modifica o sistema afrouxando a conetividade da rede Si-O-Si com a introdução de NBO's [45], como se mostra na figura 4.10.

Uma vez que tanto o ião Si^{+4} como o ião Ti^{+4} são catiões tetravalentes, a substituição da sílica por uma quantidade adequada de titânia contribuiria para a formação da rede. Se o Ti estiver presente na primeira posição, os iões Ti^{+4} tenderão a estabelecer ligações cruzadas entre os NBO de duas cadeias diferentes na rede e a produzir BO, como se mostra na figura 4.10. Este facto resulta num empacotamento apertado do sistema, devido ao qual a solubilidade diminui [46, 47].

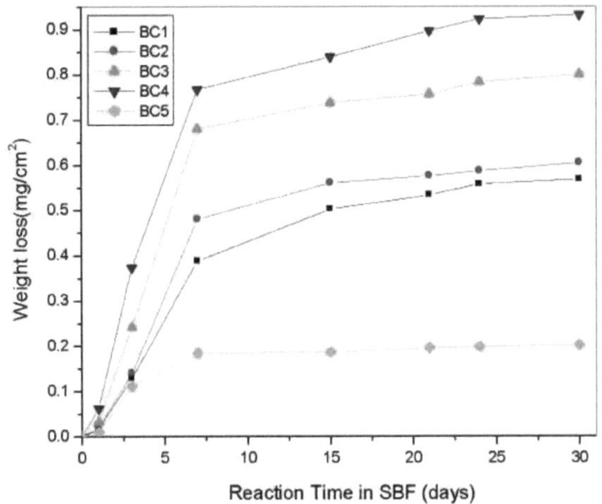

Fig 4.9: Variação da perda de peso da biocerâmica com o tempo de imersão na solução SBF

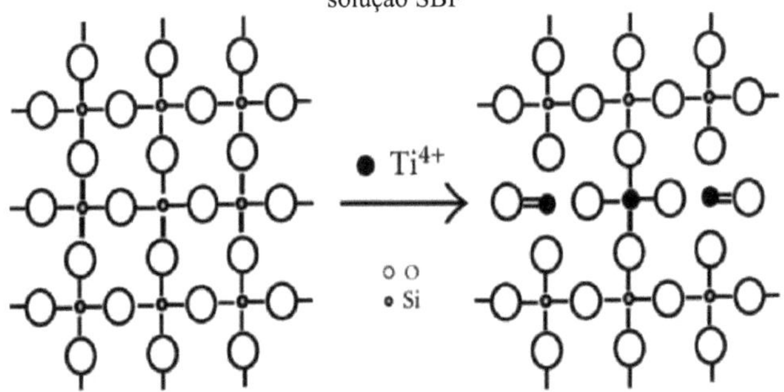

Fig 4.10: Efeito da substituição de iões Si^{+4} por iões Ti^{+4} na rede de sílica

1.1.6 Análise SEM

No presente estudo, foi efectuada uma análise SEM para estudar a influência do Ti na nucleação de apatite na superfície das amostras. As micrografias SEM obtidas das biocerâmicas antes e depois de 15, 21, 24 e 30 dias de imersão são mostradas nas figuras 4.11, 4.12, 4.13, 4.14 e 4.15, respetivamente. Estas micrografias mostram claramente que a adição de titânia produz efeitos pronunciados na textura da superfície destas amostras. A variação na formação de fases também é evidente nas imagens. Antes da imersão em SBF, foi observada uma diminuição mais lenta das dimensões dos cristais com o aumento do teor de titânia, o que significa um aumento da cristalização. Resultados semelhantes foram obtidos por H.A. Elbatal et al. [48].

Após o 15° dia, não foi observada apatite na superfície de todas as amostras. Após 21 dias, verificou-se que a superfície das amostras estava apenas parcialmente coberta com pequenas partículas de apatite semelhantes a bolas. A apatite continuou a crescer até ao 30° dia. Pode ser examinado a partir de micrografias que os agregados precipitados de partículas esféricas de diâmetro 1.67 inn, 1.738 iim, 1.9508 inn e 2.23 iim estão homogeneamente distribuídos sobre a superfície para as amostras BC1, BC2, BC3 e BC4 respetivamente após o dia 30. No entanto, no caso da BC5, apenas algumas partículas cresceram até um diâmetro de 2,43 iim. O XRD confirmou que estas partículas esféricas constituem HCA cristalino. Observou-se também que o tamanho das partículas de HCA aumentava com o aumento do teor de TiO2, pelo que a adição de titânia aumenta a bioatividade, o que está de acordo com resultados anteriores [49]. Foi observado um crescimento semelhante à bola de apatite em vitrocerâmicas contendo titânia (Salaman et al.) e fase wollastonite (M.I. Almemany et al.) [49, 50]. Existe sempre alguma diferença entre o tamanho dos cristais obtido por XRD e o tamanho das partículas obtido por SEM, uma vez que uma partícula é um agregado de um grande número de grãos.

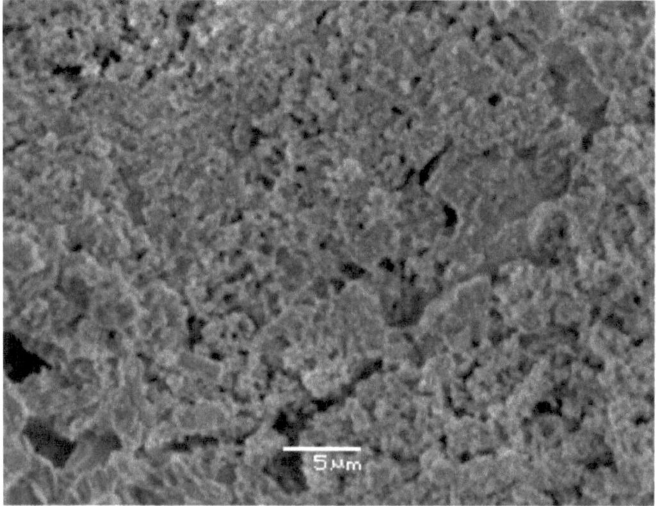

Fig 4.11(a): Micrografia SEM da biocerâmica BC1 antes da imersão em SBF

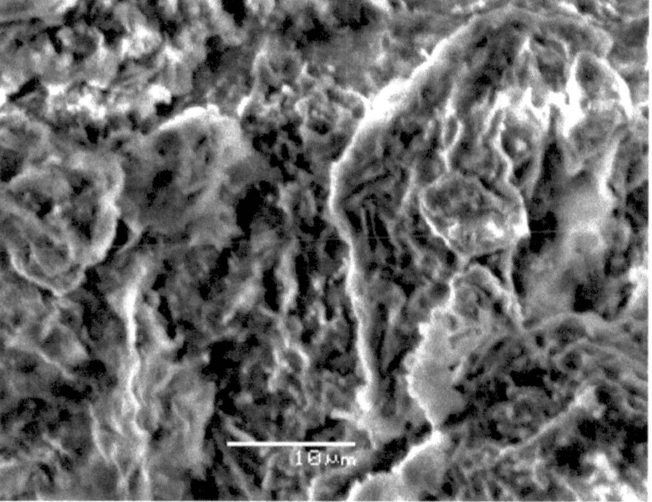

Fig 4.11(b): Micrografia SEM da biocerâmica BC1 após 15 dias de imersão em SBF

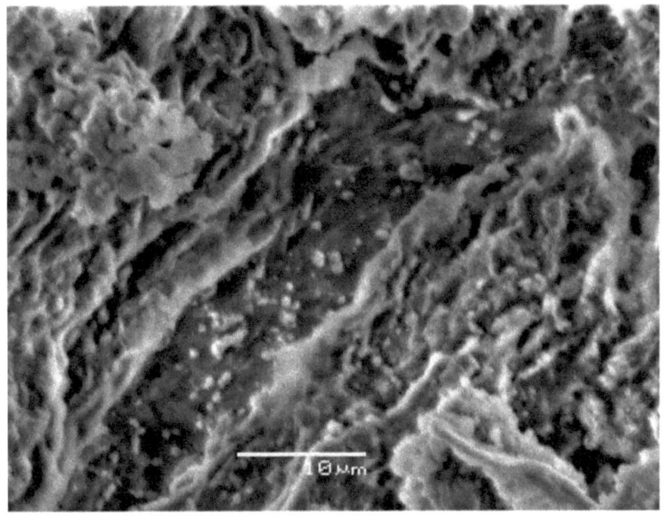

Fig 4.11(c): Micrografia SEM da biocerâmica BC1 após 21 dias de imersão em SBF

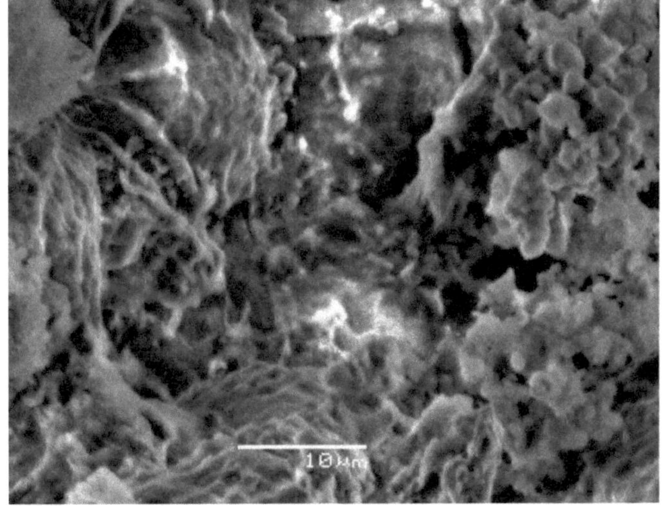

Fig 4.11(d): Micrografia SEM da biocerâmica BC1 após 24 dias de imersão em SBF

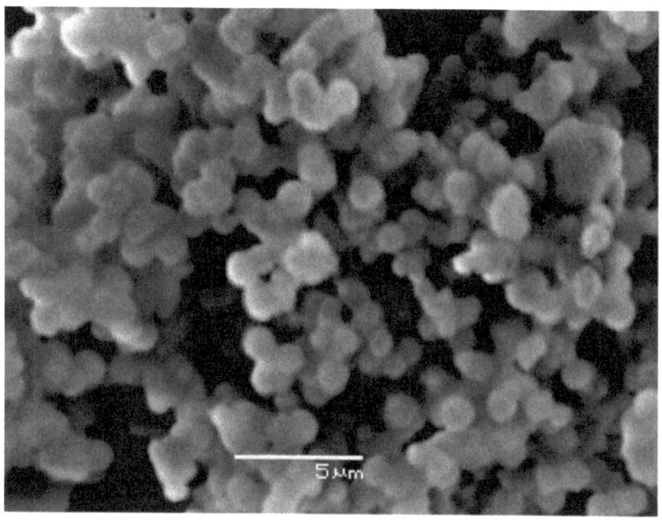

Fig 4.11(e): Micrografia SEM da biocerâmica BC1 após 30 dias de imersão em SBF

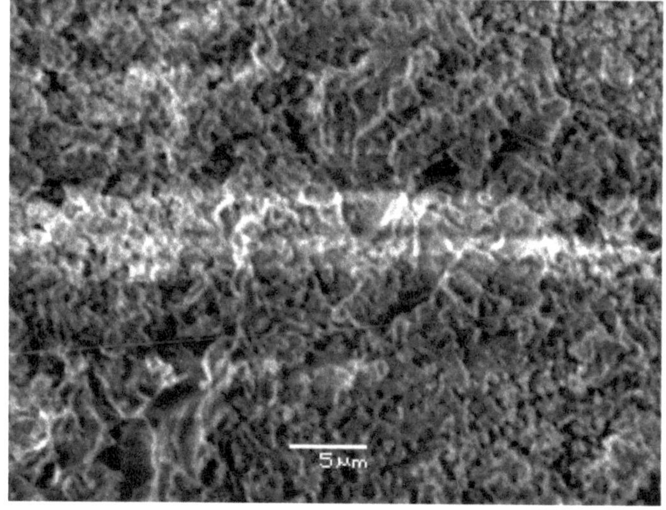

Fig 4.12(a): Micrografia SEM da biocerâmica BC2 antes da imersão em SBF

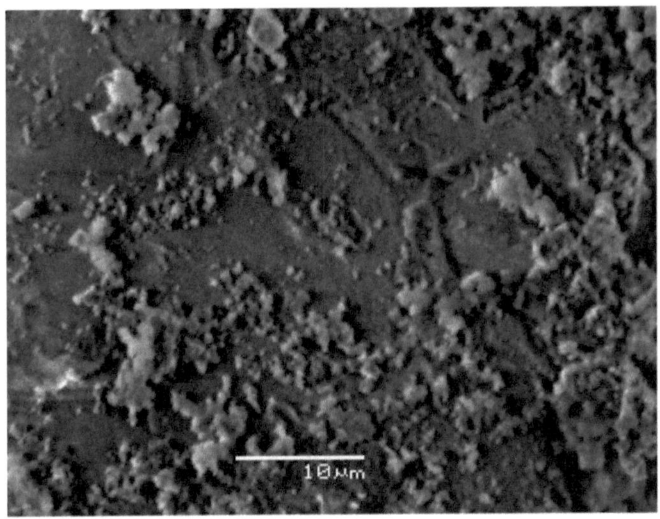

Fig 4.12(b): Micrografia SEM da biocerâmica BC2 após 15 dias de imersão em SBF

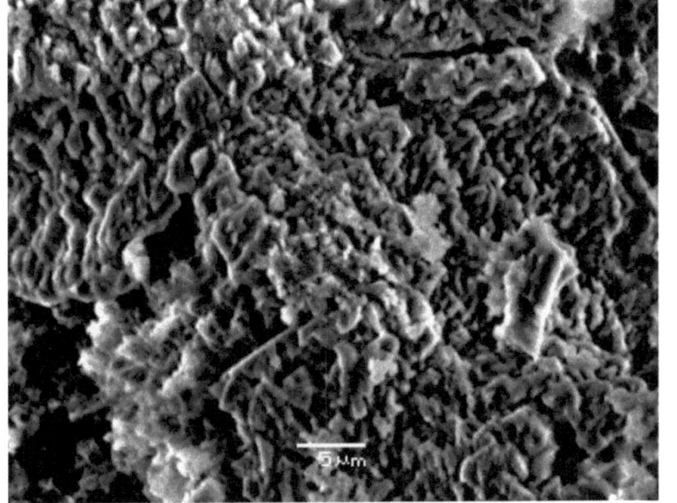

Fig 4.12(c): Micrografia SEM da biocerâmica BC2 após 21 dias de imersão em SBF

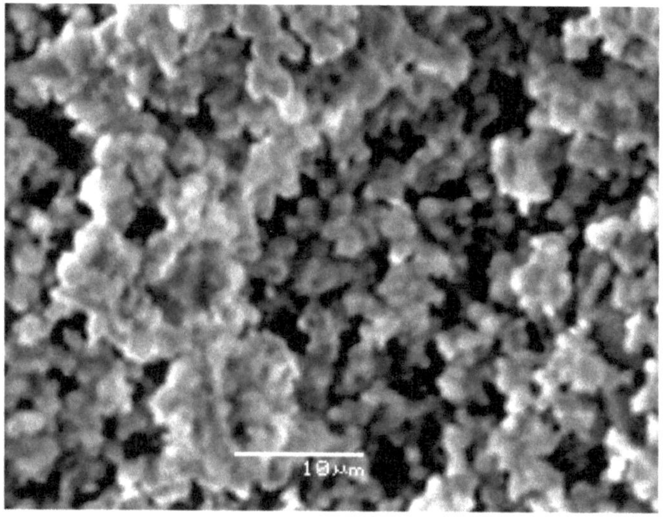

Fig 4.12(d): Micrografia SEM da biocerâmica BC2 após 24 dias de imersão em SBF

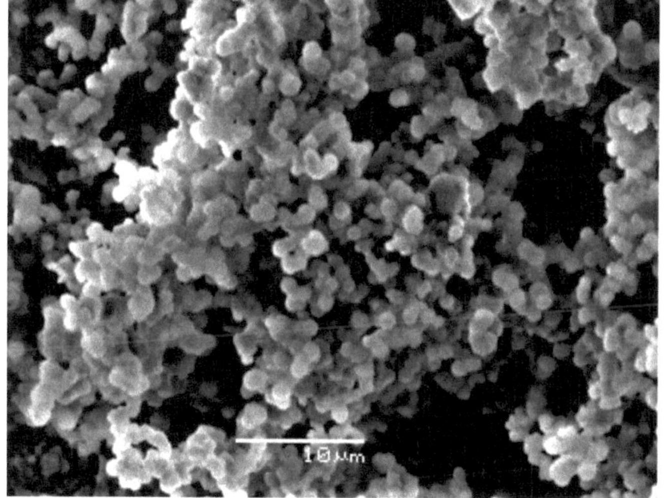

Fig 4.12(e): Micrografia SEM da biocerâmica BC2 após 30 dias de imersão em SBF

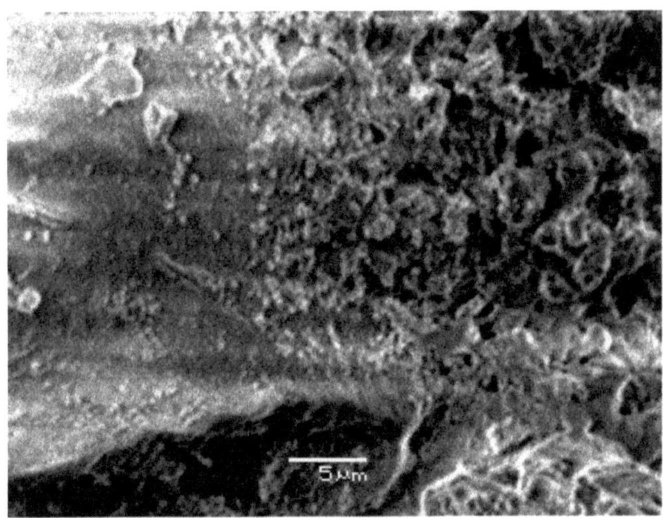

Fig 4.13(a): Micrografia SEM da biocerâmica BC3 antes da imersão em SBF

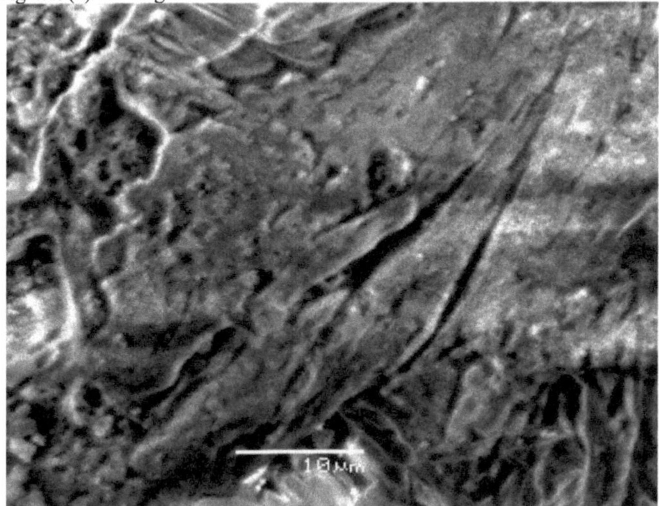

Fig 4.13(b): Micrografia SEM da biocerâmica BC3 após 15 dias de imersão em SBF

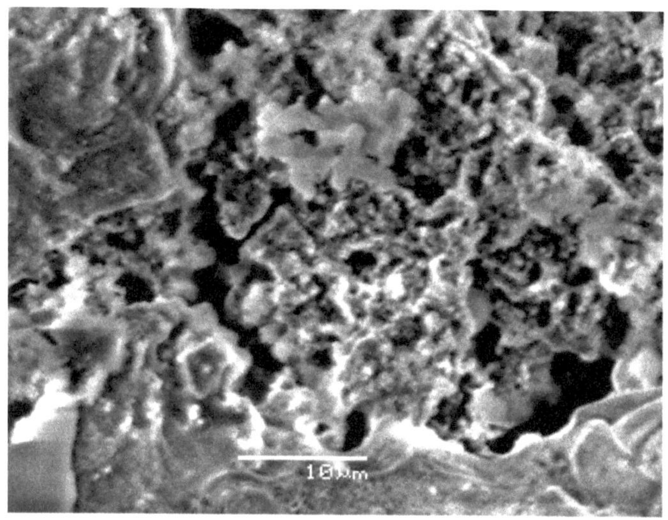

Fig 4.13(c): Micrografia SEM da biocerâmica BC3 após 21 dias de imersão em SBF

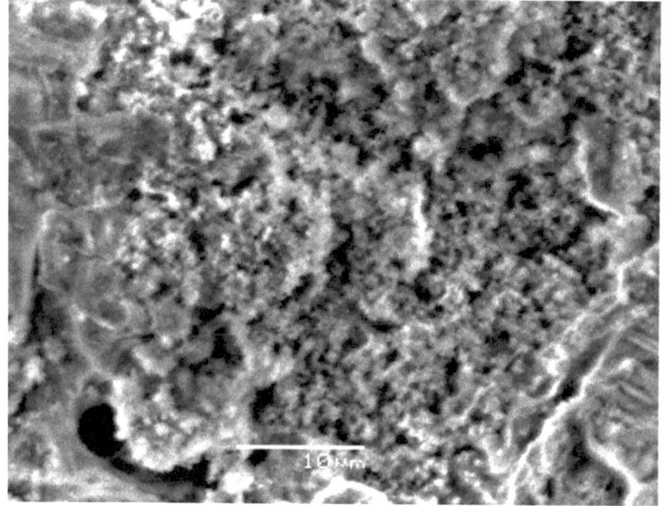

Fig 4.13(d): Micrografia SEM da biocerâmica BC3 após 24 dias de imersão em SBF

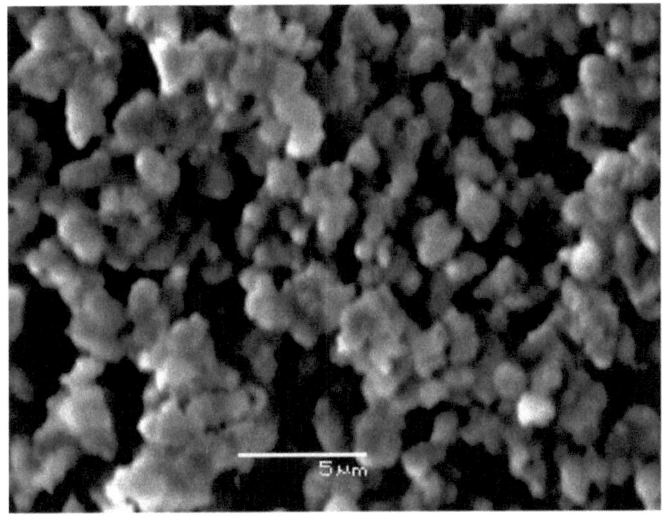

Fig 4.13(e): Micrografia SEM da biocerâmica BC3 após 30 dias de imersão em SBF

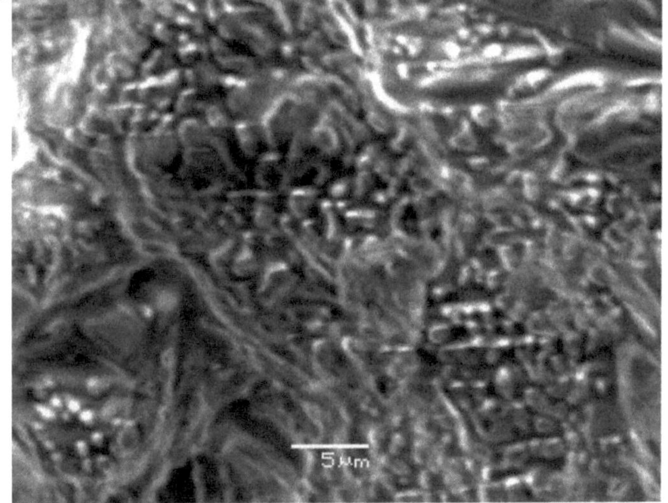

Fig 4.14(a): Micrografia SEM da biocerâmica BC4 antes da imersão em SBF

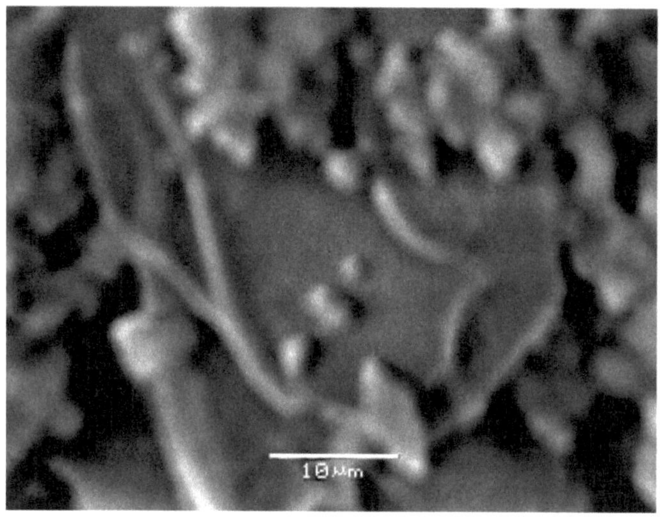

Fig 4.14(b): Micrografia SEM da biocerâmica BC4 após 15 dias de imersão em SBF

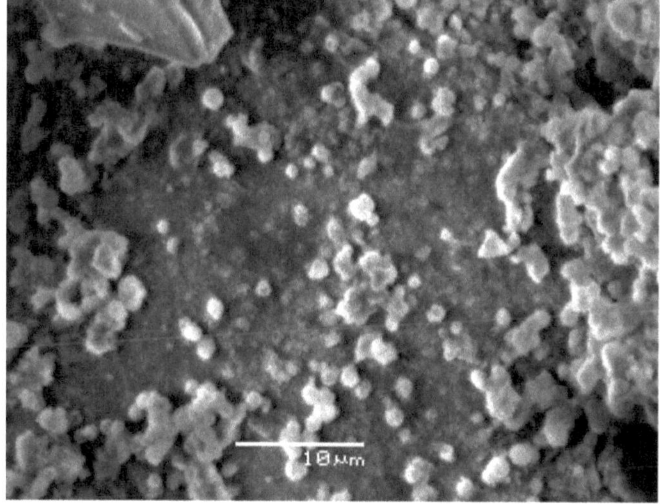

Fig 4.14(c): Micrografia SEM da biocerâmica BC4 após 21 dias de imersão em SBF

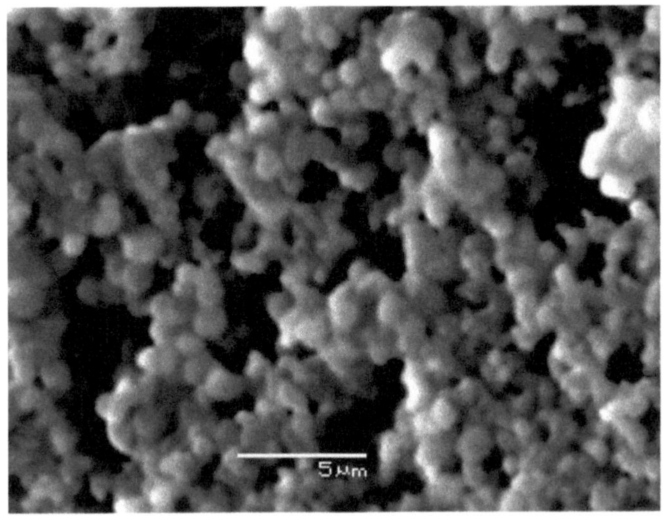

Fig 4.14(d): Micrografia SEM da biocerâmica BC4 após 24 dias de imersão em SBF

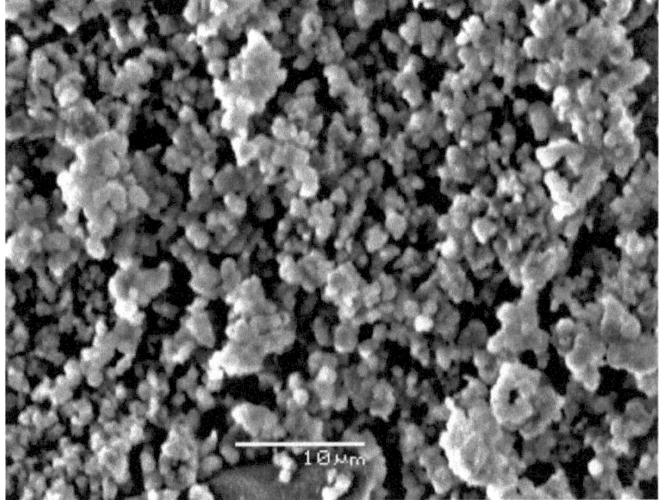

Fig 4.14(e): Micrografia SEM da biocerâmica BC4 após 30 dias de imersão em SBF

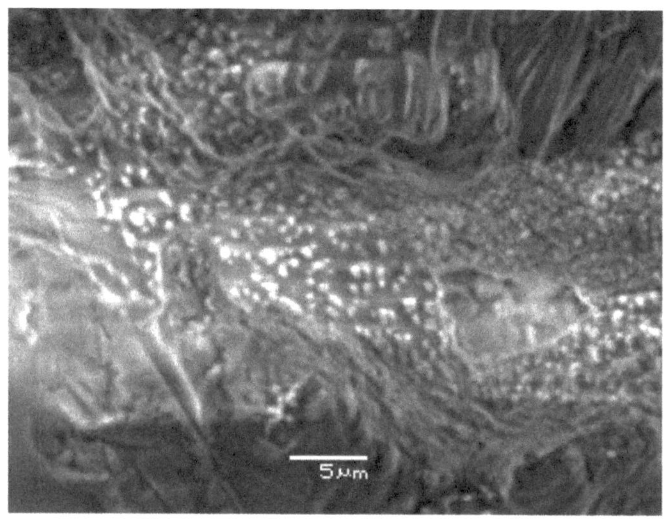

Fig 4.15(a): Micrografia SEM da biocerâmica BC5 antes da imersão em SBF

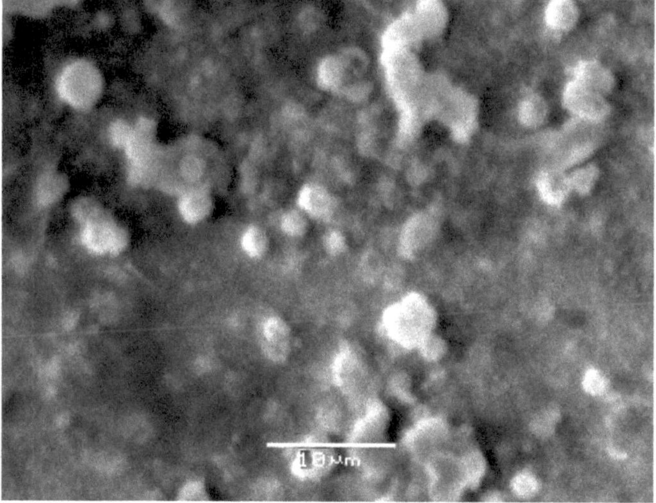

Fig 4.15(b): Micrografia SEM da biocerâmica BC5 após 15 dias de imersão em SBF

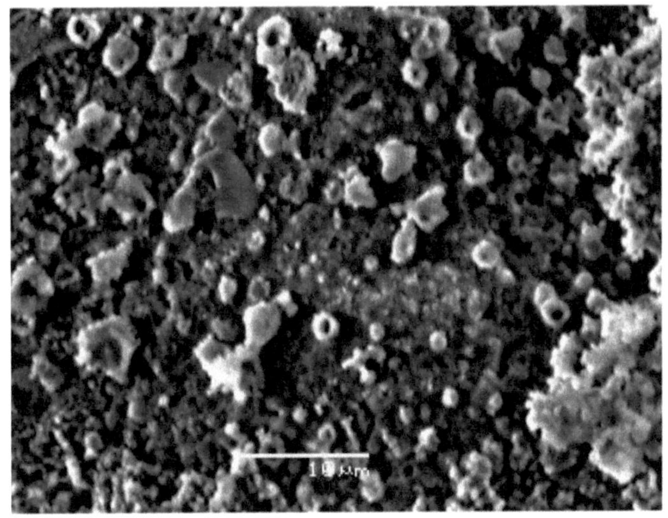

Fig 4.15(c): Micrografia SEM da biocerâmica BC5 após 21 dias de imersão em SBF

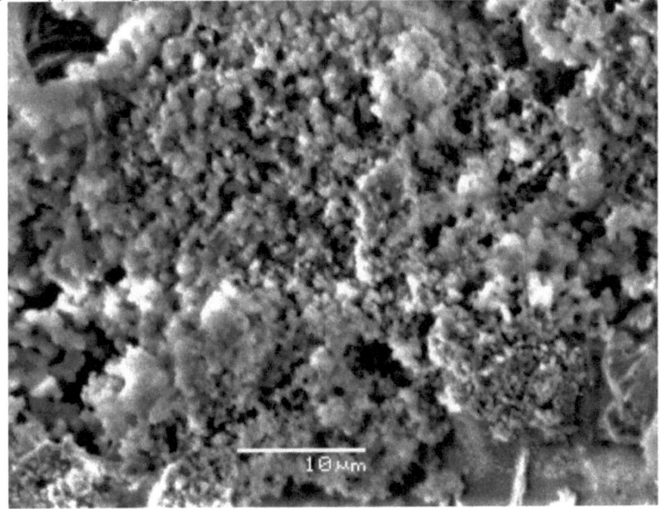

Fig 4.15(d): Micrografia SEM da biocerâmica BC5 após 24 dias de imersão em SBF

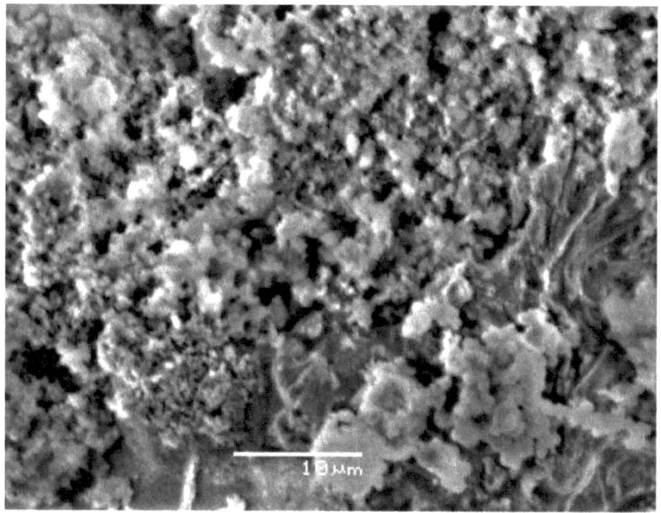

Fig 4.15(e): Micrografia SEM da biocerâmica BC5 após 30 dias de imersão em SBF

4.2.7 Medições de densidade

A densidade das cerâmicas preparadas foi calculada utilizando o princípio de Arquimedes com etanol como flutuante. Todas as medições de peso foram efectuadas à temperatura ambiente e com a ajuda de uma balança analítica (Sartorius, Alemanha). A densidade foi então calculada utilizando a relação:

$$\rho = (W_a \times \rho_b) / (W_a - W_b) \qquad \textbf{4.8}$$

Onde

ρ = densidade da cerâmica

Wa = peso no ar

Wb = peso em flutuação

ρ_b = densidade de flutuação (etanol) = 0,789 g/cm^3

A variação da densidade com o teor de titânia é mostrada na figura 4.16. A densidade é um meio importante para investigar o grau de amolecimento e compactação na estrutura da cerâmica com a variação da composição cerâmica. Normalmente, a densidade das cerâmicas apresenta uma diminuição ou um aumento do seu valor com a adição de óxidos metálicos. No presente estudo, observou-se uma diminuição do valor da densidade até à amostra BC4 contendo 10,5 mol% de titânia, causando um empacotamento frouxo de átomos que pode ser devido à presença de iões Ti^{+4} num local modificador da rede. Com a adição adicional de titânia (14 mol%), observou-se um aumento da densidade, causando uma diminuição do volume e, consequentemente, resultando numa rede compacta, o que significa que o Ti^{+4} ocupou uma posição anterior na rede, tal como estudado por V. Rajendran et al. [51]. O aumento da densidade também pode ser devido ao maior peso molecular e densidade da titânia (79,866 g/mol, 4,23 g/cm^3) em comparação com a da sílica (60,08 g/mol, 2,65g/cm^3), conforme descrito por A. Shaim et al. [52, 53]. Os valores de densidade obtidos são um pouco mais baixos do que os relatados na literatura para vitrocerâmicas porque as cerâmicas mostraram uma solubilidade comparativamente alta e são geralmente menos densas do que os vidros.

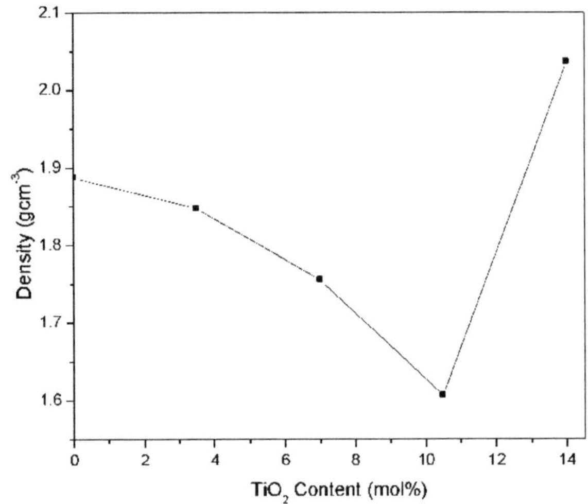

Fig. 4.16: Dependência da densidade com a variação do teor de TiO2

4. 3Conclusão

Neste trabalho, biocerâmicas baseadas na composição CaO-P2O5-SiO2-Na2O-TiO2 com quantidades variáveis (0, 3,5, 7, 10,5 e 14 mol%) de TiO2 foram preparadas com sucesso por metalurgia do pó. As biocerâmicas preparadas foram então examinadas in-vitro em condições estáticas em solução SBF e revelaram-se altamente bioactivas. Verificou-se que a adição de titânia mostrou um efeito positivo imenso no comportamento bioativo das cerâmicas cristalizadas. Este estudo mostrou que a adição de TiO2 até 10,5 mol% na composição de base aumenta a bioatividade e um aumento adicional na quantidade de TiO2 diminui o processo de formação de apatite e, consequentemente, a bioatividade. Primeiro, o Ti (até 10,5 mol%) apareceu na posição de modificador, resultando no amolecimento da rede e, em seguida, ele (14 mol%) entrou na rede como formador, fortalecendo assim a rede, tornando-a mais compacta. Isto é confirmado pelas medições de densidade e perda de peso, que também mostraram que as taxas de solubilidade aumentaram até BC4 e depois diminuíram para BC5. Os valores de pH medidos e as concentrações de iões libertados também verificaram estes resultados. A análise XRD mostrou que a intensidade máxima do pico de apatite apareceu em BC4. O estudo FTIR do mecanismo de bioatividade também confirmou que a apatite se tornou cristalina mais cedo na BC4, o que significa que possui a maior bioatividade de todas as amostras. As micrografias SEM mostraram que as biocerâmicas produzidas por sinterização a uma temperatura adequada apresentam um melhor crescimento da apatite em comparação com os bio-glasses com TiO2 e as vitrocerâmicas, pelo que estes materiais podem ser efetivamente utilizados como enxertos ósseos no corpo humano.

Referências

Mohammad N. Rahaman, "Ceramic processing", Taylor and Francis, 2007, CRC Press, Boca Raton, pp. 1-36.
P.J. Ducheyne, "Bioceramics: material characteristics versus in-vivo behavior", J. Biomed. Mater. Res. Appl. Biomater. 21A (1987), pp. 219-236.
L.L. Hench, "Biomaterials: the potential for tissue regeneration", J. Biomed. Mater. Res. 41 (4) 1998, pp. 511-518.
D.F. Williams (1987) Definition in Biomaterials In "Progress in Biomedical Engineering" (Amesterdão: Elsevier), pp. 67.
L.L. Hench, E.C. Ethridge, "Biomaterials: An Interfactial Approach", Academic Press, Newyork, vol. 4, A. Noordergraaf, Ed.1982.
F.Y. Zhi, W.Y. Chong, T.Y. Ni, L. Yong, X.Q. Jun, S.X. Xian, "bioactivity of mica/apatite glass ceramics" j. Trans. Nonferrous Met. Soc. China 17(2007), pp. 828831.
L.L. Hench, "The Story of bioglass", J Mater Sci: Mater Med (2006) 17, pp. 967978.
H. Ohgushi, M. Ishimura, T. Habata, S. Tamai, "Porous ceramics for intraarticular depression fracture", Biomaterials and bioengineering handbook, Nova Iorque, Marcel Dekker", 2000, pp. 397-405.
Maria Vallet-Regi, "Evolution of bioceramics within the field of biomaterials", C.R. Chimie 13, 2010, pp. 174-185.
L.L. Hench, "Biomaterials: a forecast for the future", Biomaterials 19, pp. 14191423, 1998.
N.M.S. Adzali, S.B. Jamaludin, M.N. Derman, "Propriedades mecânicas, comportamento de corrosão e bioatividade de ligas metálicas compósitas adicionadas com cerâmica para aplicações biomédicas", Rev. Adv. Mater. Sci. 30 (2012) pp. 262-266.
A. Saenz, E.R. Munoz, W. Brostow, V.M. Castano, "Ceramic biomaterials: an introductory overview", Journal of Materials Education vol.21, 1999, pp. 297 - 306.
P. Li, C. Ohtsuki, T. Kokubo, K. Nakanishi, N. Soga, T. Nakamura, T. Yamamuro, J. Am. Ceram. Soc., 1992; 75, pp. 2094-2097.
U. Hansen, P. Zioupos, R. Simpson, J.D. Currey, D. Hynd, "The effect of strain rate on the mechanical properties of human cortical bone", Journal of Biomechanical Engineering-Transactions of the ASME 2008; 130: pp. 011011-11018.
D.R. Carter, W. Hayes, "The compressive behavior of bone as a two-phase porous structure", Journal of Bone and Joint Surgery 1977; 59A, pp.954-962.
L.J. Gibson, "The mechanical behavior of cancellous bone" (O comportamento mecânico do osso esponjoso) Journal of Biomechanics 1985; 18, pp. 317-328.
T.S. Keller, Z. Mao, D.M. Spengler, "Young's modulus, bending strength and tissue physical-properties of human compact-bone", Journal of Orthopaedic Research 1990; 8, pp.592-603.
S. Weiner e P. Zaslansky "Structure-mechanical function relations in bone and teeth" in learning from nature how to design new implantable biomaterials: R.L. Reis e S. Weiner eds. 2004, pp. 3-13.
M.J. Glimcher, "The nature of the mineral phase in bone: biological and clinical implications", em: L.V. Avioli, S.M. Krane (Eds.), Metabolic Bone Disease and Clinically Related Disorders, Academic Press, San Diego, CA, 1998, pp. 23-50.
D. McConnell, "The crystal chemistry of carbonate apatites and their relationship to the composition of calcified tissues", J. Dent. Res. 31 (1952) 53.
M. Bohner, "Design of ceramic-based cements and putties for bone graft susbtitution" J. European Cells and Materials vol. 20, pp. 1-12, 2010, ISSN 14732262.
J.W. Ager, R.K. Nalla, K.L. Breeden, R.O. Ritchie, "Deep-ultraviolet Raman spectroscopy study of the effect of aging on human cortical bone", J. Biomed Opt, vol.10, no.3, pp. 034012, 2005.
J. Black, "Biological Performance of Materials: Fundamentals of Biocompatibility", Marcel Dekker, Nova Iorque, 1992.
A.A. Munajjed, F.J. Brien, "Influence of a novel calcium-phosphate coating on the mechanical properties of highly porous collagen scaffolds for bone repair" J. Mech.

Behavior Biomed. Mater., 2009, 2, pp. 138-146.
P. Sepulveda, J.R. Jones, L.L. Hench, "In-vitro dissolution of melt derived 45S5 and Sol gel derived 58S bioactive glasses " J. Biomedical Materials Res. 61(2): pp. 301-311, 2002.
A.S. Brydone, D. Meek, S. Maclain, "Bone grafting, orthopaedic biomaterials and the clinical need for bone engineering", Journal of Engineering in Medicine 224, pp. 1329, 2010.
D. Tadic, M. Epple, "A thorough physicochemical characterisation of 14 calcium phosphate-based bone substitution materials in comparison to natural bone" J. Biomaterials 25 (2004), pp. 987-994.
R.J. Brook ed. al. Concise encyclopedia of advanced ceramic material, Peragon press 1991.
W.D. Callister, "Materials science and engineering", adaptado por R. Balasubramaniam, Wiley India 2010, pp. 432.
W. Holand, G.H. Beall, "Glass ceramic technology", 2.ª edição, John Willey &Sons, 2012.
L. Nicolodi, S. Emma, O. Kristoffer, "Biocompatible Ceramics - An Overview of Applications and Novel Materials", Smart Electronic Materials, 2004.
V. Bayazit, M. Bayazit, E. Bayazit, "Evolution of bioceramic materials in biology and medicine" digest journal of nanomaterials and biostructures, vol. 7, no. 3, 2010, pp. 267-278.
I.R.D. Lima, A.M. Costa, I.N. Batos, J.M. Granjeiro, G.D.A. Soares, "Desenvolvimento e caraterização de Biocerâmica de Zn a 5% mol em forma granular" Materials Research, vol. 9, no. 4, pp. 399-403, 2006.
J.D. Pasteris, B. Wopenka, J.J. Freeman, K. Rogers, E.V. Jones , V.H. Jam, M.J. Silva, "Lack of OH in nanocrystalline apatite as a function of degree of atomic order: implications for bone and biomaterials" J. Biomaterials 2004; 25, pp. 229 -238.
S.F. Hulbert, J.C. Bokros, L.L. Hench, J. Wilson, G. Heimke, "Ceramics in clinical investigations: Past, present, and future", High Tech Ceramics. Amesterdão: Elsevier, 1987, pp. 189-213.
B.H. Brown, R.H. Smallwood, D.C. Barber, P.V. Lawford, D.R. Hose "Medical physics and biomedical engineering" overseas press, 2005, pp. 120-136.
D.M. Liu, "Fabrication of hydroxyapatite with controlled porosity", Journal of material science: materials in medicine, vol. 8, 1997, pp. 227-232.
I. Ahmed, M. Lewis, I. Olsen, J.C. Knowles "Phosphate glasses for tissue engineering: Parte 1: Processamento e caraterização de um sistema de vidro P2O5-CaO- Na2O de base ternária", j. biomaterials 25 (2004), pp. 491-499.
T.V. Thamaraiselve, S. Rajeswari, "Biological evaluation of bioceramic materials-a review", Trends biomater. Artif. Organs, vol. 18(1), pp. 9-17, 2004.
L.L. Hench, J. Wilson, J. Surface active biomaterials. Science 1984; 226, pp. 630-636.
B.A. St Pierre, J.G. Tidball, "Differential response of macrophage subpopulations to soleus muscle reloading following rat hindlimb suspension", Journal of Applied Physiology 77 (1), pp. 290-297, 1994.
J.G. Tidball, E. Berchenko, J. Frenette, "Macrophage invasion does not contribute to muscle membrane injury during inflammation", Journal of Leukocyte Biology 65 (4), pp. 492-498, 1999.
S.M. Best, A.E. Porter, E.S. Thian, J. Huang, "Bioceramics: Past, present and for the future", Journal of the European Ceramic Society 28 (2008) pp. 1319-1327.
J. Park, "Bioceramics, properties, characterizations and applications", Springer 2008, pp. 1-5, 129, 132, 161.
L.L. Hench, J. Wilson, "An introduction to bioceramics" 2nd ed., pp. 1-26, 1993.
S.M. Naghib, M. Ansari, A. Pedram, F. Moztarzadeh, M. Mozafari, "Bioactivação da superfície do aço inoxidável 304 através de um revestimento de biovidro 45S5 para aplicações biomédicas", Int. J. Electrochem. Sci., 7(2012), pp. 2890-2903.
K. Meinert, C. Uerpmann, J. Matschullat, G.K. Wolf, J. Surf. Coat. Technol, 58 (1998), pp. 103-104.
L.L. Hench, R.J. Splinter, W.C. Allen, T.K. Greenlee, "Bonding mechanisms at the interface of ceramic prosthetic materials" J. Biomed. Mater. Res. Symp.1971; 2 (Parte I),

pp. 117-141.
L.L. Hench, "Bioceramics: From Concept to Clinic", J. Am. Ceram. Soc. 74 (1991), pp. 1487-1510.
N. Nabian, S.M. Rabiee, M. Jahanshahi "The effect of surfactant on the properties of nano bioactive glass", Middle East journal of scientific research 5(3): pp. 123-127, 2010.
E. El-Meliegy R.V. Noort, "Glasses and Glass Ceramics for Medical Applications", Springer 2012, pp. 3-35.
O. Peitl, E.D. Zanotto, L.L. Hench, "Highly bioactive P2O5-Na2O-CaO-SiO2 glass-ceramics" Journal of Non-Crystalline Solids 292 (2001), pp. 115-126.
J.B. Park e J. Bronzino, "Biomaterials: principles and applications" CRC Press 2002, pp. 21-42.
R. Murugan, Ramakrishna "Production of ultra-fine bio-resorbable carbonated hydroxyapatite" Ata Biomater 2: pp. 201-206, 2006.
J.E. Barralet, G.J.P. Fleming, C. Campion, J.J. Harris, "Formation of translucent hydroxyapatite ceramics by sintering in carbon dioxide atmospheres" J. Mater. Sci. Mater. Med. 2003, 38, pp. 3970-3993.
J.D. Preston, "Properties in Dental Ceramics", Proc. IV Int. Symp. On Dental Materials, pp. 153-165, 1988.
L.L. Hench, "Biocerâmica: Oportunidades de Pesquisa e Desenvolvimento", Jornal Brasileiro de Física, vol. 22, no. 2, 1992.
G. Li, D. Zhou, M. Xue, W. Yang, Q. Long, B. Cao, D. Feng, "Study on the surface bioactivity of novel magnetic A-W glass ceramic in vitro", J. applied surface science 255 (2008) pp. 559-561.
D.F. Williams, "On the mechanisms of biocompatibility", Biomaterials, Volume 29, Número 20, 2008, pp. 2941-2953.
J. Chevalier, L. Gremillard, "Ceramics for medical applications: a picture for the next 20 years". J. Eur Ceram Soc, 2009. 29(12): pp. 45-55.
J.F. Shackelford, "Bioceramics-Advanced ceramics series (vol.1)", Gordon & Breach Science Publishers, ISBN: 90-5699-612-6, (2005), Nova Iorque, EUA.
S. Falaize, S. Radin, P. Ducheyne, "Comportamento in vitro de xerogéis à base de sílica destinados a
transportadores de libertação controlada" J. Am. Ceram. Soc. 1999; 82, pp. 969-976.
I.I. Barba, A.J. Salinas, M. Vallet-Regi, "Efeito da troca contínua de soluções na reatividade in vitro de um vidro sol-gel de CaO-SiO2" J. Biomed Mater Res. 2000; 51: pp. 191-199.
A. Ramila, M. Vallet-Regi, "Static and dynamic in vitro study of a sol-gel glass bioactivity", Biomaterials. 2001; 22: pp. 2301-2306.
S. Radin , P. Ducheyne , B. Rothman, A. Conti, " The effect of in vitro modeling conditions on the surface reactions of bioactive glass", J. Biomed. Mater. Res. 1997; 37: pp. 363-375.
A.E. Clark, L.L. Hench, "A influência da química da superfície na histologia da interface do implante: Uma base teórica para a seleção de materiais de implante", J. Biomed. Mater. Res.1976; 10: pp. 161-174.
A.E. Clark, C.G. Pantano, e L.L. Hench, "Auger spectroscopic analysis of Bioglass corrosion films", J. Amer Ceram Soc.1976; 59: pp. 37-39.
T. Kokubo, H. Kushitani, S. Sakka, T. Kitsugi, T. Yamamuro, "Soluções capazes de reproduzir in vivo as alterações da estrutura da superfície em vitrocerâmica bioactiva A-W", J. Biomed. Mater. Res. 1990; 24: pp. 721-734.
M. Bosetti, E. Verne, M. Ferraris, A. Ravaglioli, M. Cannas, " Caracterização in vitro de zircónia revestida com vidro bioativo", J. Biomaterials 22, pp. 987-994, 2001.
A. Rosengren, S. Oscarsson, M. Mazzocchi, A. Krajewski, A. Ravaglioli, "Protein adsorption onto two bioactive glass-ceramics", Biomaterials 2003; 24: pp. 147-155.
E. Kaufmann, P. Ducheyne, S. Radin, D.A. Bonnell, R. Composto, "Initial events at the bioactive glass surface in contact with protein-containing solutions", J. Biomed. Mater. Res. 52: pp. 825-830, 2000.
E.H. Brown, J.R. Lehr, J.P. Smith, Frazier, "A.W. Preparation and characterization of some calcium pyrophosphates", Journal of Agriculture and Food Chemistry, 1963. 11(3): pp. 214.

L.L. Hench, em: J. E. Hulbert, S. F. Hulbert (Eds.), Bioceramics, USA, vol. 3, 1991, pp. 43.
L.L. Hench, O.H. Andersson, G. La Torre, em: W. Bonfield, G.W. Hastings, K.E. Turner (Eds.), Bioceramics, UK, vol. 4, 1991, pp. 155.
L.L. Hench, G. La Torre, em: T. Yamamuro, T. Kokubo, T. Nakamura (Eds.), Bioceramics, Japão, vol. 5, 1992, pp.67.
L.L. Hench, J. Wilson. "An Introduction to bioceramics", River Edge, World Scientific, 1993.
Ridzwan, Shuib, Hassan Shokri, "Problem of stress shielding and Improvement to the Hip Implant designs": A Review. Journal medical science, 2007, pp. 460-467.
S.M. Best, A.E. Porter, E.S. Thian, J. Huang, "Bioceramics: Past, present and for the future", Journal of the European Ceramic Society, Vol. 28 (2008), pp. 1319-1327.
L. Nicolodi, E. Sjolander, K. Olsson, "Biocompatible Ceramics-An Overview of Applications and Novel Materials", Smart Electronic Materials, 2004.
L.L. Hench, "The Story of bioglass", J. Mater. Sci: Mate.r Med. (2006) 17: pp. 967-978.
C. Barry Carter, M. Grant Norton, Ceramic Materials Science and Engineering, Springer 2007.
L.L. Hench, J. Wilson, D. C. Greenspan, J. Aust. Ceram. Soc., vol. 40, issue 1, pg. 1-42, 2004.
H. Oonishi, T. Sugihara, E. Tsuji, L.L. Hench, J. Wilson, Bioceramics, vol. 11, pp. 23-28, 1998.
W. Cao, L. L. Hench, Ceram. Int, vol. 22, pp. 493-507, 1996.
T. Kokubo, S. Ito, S. Sakka, e T. Yamamuro, "Formation of high strength bioactive glass ceramics in the system MgO-CaO-SiO2-P2O5", J. Mater. Sci. 21 (1986), pp. 536-540.
T. Kokubo, Y. Nagashima e M. Tashiro, "Preparation of apatite containing glass ceramics by sintering and crystallization of glass powders", Yogo-Kyokai-Shi 90 (1982) pp. 151.
T. Kokubo, H. Takadama, "How useful is SBF in predicting in-vivo bone bioactivity" Biomaterials 27, pp. 2907-2915, 2006.
K. Ohura, T. Nakamura, T. Yamamuro, T. Kokubo, Y. Ebisawa, Y. Kotoura e M. Oka, "Bone bonding ability of P2O5 free CaO.SiO2 glasses" J. Biomed. Mater. Res. 25 (1991), pp. 357-365.
J.E. Shelby, "Introduction to glass science and technology", The royal society of chemistry, pp. 1-68, 2001.
W.J. Boccaccini, A.R. Rawlings, "Glass-ceramics: Their production from wastes-a rewiew", Journal of materials science, 41(3), pp. 733-761.
J.J. Shyu, J.M. Wu, "Effect of TiO2 addition on the nucleation of apatite in an MgO-CaO-SiO2-P2O5 glass", Journal of materials science letters 10(1991), pp. 10561058.
V.J.P. Lim, K.A. Khor, L. Fu, P. Cheang, Bioceramics, vol. 11, pp. 197-200, 1998.
Panjian Li e Frank Methews, Bioceramics, vol. 11, pp. 185-188, 1998.
T. Nonami, H. Taoda, A. Kamiya, K. Naganuma, T. Sonoda, T. Kameyama, Bioceramics, vol. 11, pp. 189-192, 1998.
T. Kokubo, Bioceramics, vol. 11, pp. 51-56, 1998.
H.M. Kim, H. Takadama, F. Miyaji, T. Kokubo, S. Nishiguchi, T. Nakamura, Bioceramics, vol. 11, pp. 655-658, 1998.
W.Q. Yan e J.E. Davies, Bioceramics, vol. 11, pp. 659-662, 1998.
H. Takadama, H.M. Kim, F. Miyaji, T. Kokubo, T. Nakamura, Bioceramics, vol. 11, pp. 663-666, 1998.
S. Kaneko, H. Inoue, K. Kobayashi, C. Ohtsuki, A. Osaka, Bioceramics, vol. 11, pp. 667-670, 1998.
H. Kato, T. Nakamura, S. Nishiguchi, H. Fujita, T. Miyazaki, F. Miyaji, H. M. Kim, T. Kokubo, Bioceramics, vol. 11, pp. 671-674, 1998.
S. Nishiguchi, T. Nakamura, H. Kato, H. Fujita, H. M. Kim, F. Miyaji, T. Kokubo, Bioceramics, vol. 11, pp. 675-678, 1998.
C. Ohtsuki, K. Kobayashi, S. Hayakawa, A. Osaka, H. Inoue, Bioceramics, vol. 11, pp. 679-682, 1998.
A. Pazo, E. Saiz e A. P. Tomsia, "Silicate glass coatings on Ti-based implants" Ata mater.

vol. 46, no. 7, pp. 2551-2558, 1998.
T. Kasuga, "Novel calcium phosphate ceramics prepared by powder sintering and crystallization of glasses in the pyrophosphate region" Journal of materials research, 13(12), pp. 3357-3360, 1998.
Y. Zhang, J.D. Santos, "Microstructural characterization and in vitro apatite formation in CaO-P2O5-TiO2-MgO-Na2O glass ceramics" Journal of European ceramic society 21(2001), pp. 169-175.
O. Peitl, E. D. Zanotto, L. L. Hench, "Highly bioactive P2O5-Na2O-CaO-SiO2 glass ceramics", journal of non-crystalline solids 292 (2001), pp. 115-126.
A. Shaim, M. Et-tabirou, L. Montagne, G. Palavit, "Papel do bismuto e do titânio nos vidros Na2O-Bi2O3-TiO2-P2O5 e um modelo de unidades estruturais" Materials Research Bulletin 37 (2002), pp. 2459-2466.
S. Fujibayashi, M. Neo, H. M. Kim, T. Kokubo, T. Nakamura, "A comparative study between in vivo bone ingrowth and in vitro apatite formation on Na2O-CaO- SiO2 glasses", journal Biomaterials 24(2003), pp. 1349-1356.
T. Kokubo, T. Matsushita, H. Takadama, T. Kizuki, "Development of bioactive materials based on surface chemistry", Journal of the European Ceramic Society 29 (2009), pp. 1267-1274.
V. Rajendra, A.V. Gayathri Devi, M. Arzoo, F.H. El-Batal, "Physicochemical studies of phosphate based P2O5-Na2O-CaO- TiO2 glasses for biomedical applications", Journal of non-crystalline solids 353 (2007), pp. 77-84.
M. Mami, H. Oudadesse, R. Dorbez-sridi, H. Capiaux, P. P. Mussi, D. C. Lebret, H. Chaair, G. Cathelineau, "Síntese e caraterização in vitro do vidro bioativo 47S CaO-P2O5-SiO2-Na2O derivado de fusão" Ceramics-Silikaty 52(3), pp. 121-129 (2008).
S.A. Hasan, S.M. Salman, H. Darwish, E. Mehdy, "Efeito do Na2O nas caraterísticas de cristalização e na microestrutura de vitrocerâmicas baseadas no sistema" Ceramics silikaty 53(3), pp. 165-170 (2009).
D.U. Tulyaganov, S. Agathopoulos , J.M.Ventura, M.A. Karakassides, O. Fabrichnaya J.M.F. Ferreira, J. Eur. Ceram. Soc. 26, pp. 1463 (2006).
S.M. Salman, S.N. Salama, H. Darwish, H.A. Abo-Mosallam, "In vitro bioactivity of glass ceramics of CaMgSi2O6-CaSiO3-Ca5(PO4)3F-Na2SiO3 system with TiO2 and ZnO additives" J. ceramics international 35 (2009), pp. 1083-1093.
H.A. Elbatal, E.M.A. Khalil, Y.M. Hamdy, "In vitro behavior of bioactive phosphate glass-ceramics from the system P2O5-Na2O-CaO containing titania", Ceramics International 35(2009), pp. 1195-1204.
N. Shirong, D. Ruilin, N. Siyu, "The influence of Na and Ti on the in-vitro degradation and bioactivity of 58S Sol-Gel Bioactive Glass", avanços na ciência e engenharia de materiais, 2012, pp. 1-7.
C. Barry Carter, M. Grant Norton, "Ceramic Materials Science and Engineering" Springer 2007, pp. 412-424.
Philippe Boch, Jean-Claude Niepce, "Ceramic Materials, Processes, Properties and Applications", pp. 55-90, 2007.
James F. Shackelford, Robert H. Doremus, "Ceramic and Glass Materials, Structure, Properties and Processing", Springer 2008, pp. 100-108.
T. Kokubo, T. Kitsugi, T. Yamamuro, "Solution able to reproduce in vivo surface-structure changes in bioactive glass-ceramics A-W", J. Biomed. Mater. Res. 24 (1990) pp.721-734.
D.C. Greenspan, J.P. Zhong, G. La Torre in: O.H. Anderson, Yli- Urpo (Eds.), Bioceramics, Turku, Finlândia, vol. 7, 1994, pp.55.
LG Moore, "Introduction to Inductively Coupled Plasma Atomic Emission Spectrometry", Elsevier, 1988.
R.K. Puri, V.K. Babbar, "Solid State Physics and Electronics" 5th ed., S. Chand & Company Ltd. S. Chand & Company Ltd., 2010.
F. Branda, R. Fresa, A. Costantini, A. Buri, "Bioactivity of 1.25 CaO - SiO2 glass: an FTIR and X-ray study on powered samples", J. Biomaterials, vol. 17, pp. 22472251, 1996.
M.A. Wahab, "Solid State Physics, Structure and Properties of Materials" 2nd ed., pp. 249-

266.
B.D. Cullity, "Elements of X-ray Diffraction", Addison-Wesley, 1956, pp. 17211.
M.R. Filqueras, G. La Torre, L.L. Hench: J. Biomed. Mater. Res. 27, 1993, pp. 445.
A.M.B. Silva, R.N. Correia, J.M.M. Oliveira, M.H.V. Fernandes, "Strucutral characterization of TiO2-P2O5-CaO glasses by spectroscopy", Journal of European Ceramic Society 30 (2010), pp. 1253-1258.
Marta Giulia Cerruti, "Characterization of bioactive glasses, effect of the immersion in solutions that simulate body fluids", Universidade de Turim, Departamento de Química IFM, 2004.
S. Amelinckx, D.Van Dyck, J.Van Landuyt, G. Van Tendeloo, "Electron Microscopy, Principles and Fundamentals", Wiley-VCH, Weinheim, 1997.
D.K. Schroder, "Semiconductor material and device characterization", 3ª ed., John Wiley & Sons, (2006), pp. 629-634.
P.J. Grundy, G.A. Jones, "Electron microscopy in the study of materials" Edward Arnold Ltd. (1976).
Z. Strnad, "Glass-Ceramic Materials", Elsevier Science Publishers, Amesterdão, 1986.
P. Boch, J. C. Niepce, "Ceramic Materials, Processes, Properties and Applications", 1st ed., pp. 493-494, 2007.
K. Lin, J. Chang, Z. Liu, Y. Zeng, R. Shen, "Fabrication and characterization of 45S5 bioglass reinforced macroporous calcium silicate bioceramics", Journal of European Ceramic Society 29, pp. 2931-2943, 2009.
S. Fujibayashi, M. Neo, H.M. Kim, T. Kokubo, "A comparative study between in vivo bone ingrowth and in vitro apatite formation on Na2O-CaO-SiO2 glasses", J. Biomaterials 24, pp. 1349-1356, 2003.
I. Becker, I. Hofmann, F.A. Muller, "Preparation of bioactive sodium titanate ceramics", Journal of European Ceramic Society 27, pp. 4547-4553, 2007.
James E. Shelby, "Introduction to glass science and technology", 2nd ed., pp. 1112, 2005.
T. Ebisawa, T. Kokubo, K. Ohura, T. Yamamuro, "Bioactivity of CaO.SiO2-based glasses: in vitro evaluation", Journal of Material Science: Materials in Medicine 1 (4), pp. 239-244, 1990. [7] W.D. Callister, "Materials science and engineering", adaptado por R. Balasubramaniam, Wiley India, pp. 85-87, 2010.
F.H. Elbatal, A. Elkheshen, "Preparação e caraterização de algumas bioglasses substituídas e seus derivados cerâmicos do sistema SiO2-Na2O-CaO-P2O5 e efeito da irradiação gama", Materials Chemistry and Physics, vol. 110, pp. 352362, 2008.
P.F. James, "Glass ceramics: new compositions and uses", Journal of NonCrystalline Solids, vol. 181, pp. 1-15, 1995.
O. Peitl, E.D. Zanotto, L.L. Hench, "Highly bioactive P2O5-Na2O-CaO-SiO2 glass-ceramics", Journal of Non-Crystalline Solids 292, pp. 115-126, 2001.
M.I. Alemany, P. Velasquez, M.A. de la Casa-Lillo, P.N. De Aza, "Effect of materials processing methods on the in vitro bioactivity of wollastonite glass-ceramic materials", Journal of Non-Crystalline Solids 351, pp. 1716-1726, 2005.
S.M. Salman, S.N. Salama, H.A. Abo-Mosallam, "O papel do estrôncio na cristalização e bioatividade dos vidros Na2O-CaO-P2O5-SiO2", J. Ceramics International 38, pp. 55-63, 2012.
P. Siriphannon, S. Hayashi, A. Yasumori, K. Okada, "Preparação e sinterização de CaSiO3 a partir de pó coprecipitado utilizando NaOH como precipitante e a sua formação de apatite em solução de fluido corporal estimulado", J. Mater. Res., 14, pp. 529-536, 1999.
Y. Iimori, Y. Kamishima, K. Okada, S. Hayashi, "Estudo comparativo da formação de apatite em cerâmicas de CaSiO3 em fluido corporal estimulado com diferentes concentrações de carbonato", J. Mater. Sci: Mater. Med., 16, pp. 73-79, 2005.
T. Kasuga, "Novel calcium phosphate ceramics prepared by powder sintering and crystallization of glasses in the pyrophosphate region", Journal of Materials Research, 13(12), pp. 3357-3360, 1998.
N. Kivrak, A.C. Tas, "Synthesis of calcium hydroxyapatite-tricalcium phosphate composite bioceramic powders and their sintering behavior", J. Am. Ceram. Soc. 81, pp. 2245, 1998.

P. Hudon, D.R. Baker, "The nature of phase separation in binary oxide melts and glasses. I. Silicate systems", Journal of Non-Crystalline Solids, vol. 303, pp. 299-345, 2002.
R.K. Singh, A. Srinivasan, "Bioactivity of SiO2-CaO-P2O5-Na2O glasses containing zinc-iron oxide", J. Applied Surface Sci. 256, pp. 1725-1730, 2010.
J.J. Shyu, J.M. Wu, "Effect of TiO2 addition on the nucleation of apatite in an MgO-CaO-SiO2-P2O5 glass", Journal of Materials Sci. letters 10, pp. 1056-1058, 1991.
A.E. Clark, L.L. Hench, "Early stages of Calcium-Phosphate layer formation in Bioglass", J. Non. Cryst. Solids, vol. 113, pp.195, 1989.
G. La Torre, L.L. Hench, em: J.H. Adair, J.A. Casey (Eds.), Characterization methods for solid-solution interface in ceramic system, American Ceramic Society, Westerville, OH, 1993.
L.L. Hench, "Biocerâmica: Material characteristics versus in-vivo behavior" em: P. Ducheyne, J.E. Lemons (Eds.), vol. 523, pp. 54, 1988.
J. Serra, P. Gonzalez, S. Liste, S. Chiussi, B. Leon, M. Perezamor, "Influence of the non-bridging oxygen groups on the bioactivity of silicate glasses", Journal of Materials science: Materials in medicine, vol. 13, pp. 1221-1225, 2002.
J. Marchi, D.S. Morais, J. Schneider, J.C. Bressiani, A.H.A. Bressiani, "Characterization of rare earth aluminosilicate glasses", Journal of Non-Crystalline Solids, vol. 351, pp. 863-868, 2005.
M. Wang, J. Cheng, M. Li, F. He, "Structure and properties of soda lime silicate glass doped with rare earth", Physica B, vol. 406, pp. 187-191, 2011.
K.H. Karlsson, K. Froberg, T. Ringbom, Journal of Non Crystalline Solids 112, pp.69, 1989.
T. Kokubo, H. Hushitani, S. Sakka, "Solutions able to reproduce in vivo surface-structure changes in bioactive glass ceramics A-W", J. Biomed. Mater. Res. 24(6), pp. 721-734, 1990.
R. Venkatachalapathy, C. Manoharan, S. Dhanapandian, T. Sundareswaran, K. Deesadayalan, "FTIR studies of some archacological ceramics" in: A. Kumar (Eds.), Concepts of Biophysics, pp. 71-78, 2005.
F.Z. Mezahe, A. L. Girot, H. Oudadesse, A. Harabi, "Reactivity of 52S4 glass in the quaternary system SiO2-CaO-Na2O-P2O5: Influence of the synthesis process: Melting versus sol-gel", Journal of Non-Crystalline Solids 361, pp. 111-118, 2013.
S. Padilla, J. Roman, A. Carenas, M. Vallet-Regi, "The influence of the phosphorus content on the bioactivity of sol-gel glass ceramics", J. Biomaterials 26, pp. 475-483, 2005.
A.K. Srivastava, "Characterization of ZnO Substituted 45S5 Bioactive Glasses and Glass-Ceramics", Journal of Materials Science Research, vol. 1, no. 2, pp. 207220, 2012.
L.L. Hench, "Bioceramics: From Concept to Clinic", Journal of the American Ceramic Society, vol. 74, pp. 1487-1510, 1991.
M.R. Filqueiras, G. La Torr, L.L. Hench, J. Biomed. Mater. Res. 27, pp. 445, 1993.
M.R. Majhi, R. Pyare, S.P. Singh, "Estudos sobre a preparação e caraterização de cerâmicas de bioglass CaO-Na2O-SiO2-P2O5 substituídas por Li2O, K2O, ZnO, MgO e B2O3", International Journal of Scientific & Engineering Research, vol. 2, pp. 19, 2011.
A. Balamurugan, G. Balossier, S. Kannan, J. Michel, A.H.S. Rebelo, J.M.F. Ferreira, "Development and in vitro characterization of sol-gel derived CaO-P2O5- SiO2-ZnO bioglass", Ata Biomaterialia, vol. 3, pp. 255-262, 2007.
F.H. ElBatal, E.M. Khalil, Y.M. Hamdy, H.M. Zidan, M.S. Aziz, A.M. Abdelghany, "FTIR Spectral Analysis of Corrosion Mechanisms in Soda Lime Silica Glasses Doped with Transition Metal Oxides", Silicon, vol. 2, pp. 41-47, 2010.
A.K. Kumar, R. Pyare, "Characterization of CuO substituted 45S5 Bioactive Glasses and Glass-ceramics", International Journal of Scientific & Technology Research, vol.1, pp. 28-41, 2012.
M. Mami, H. Oudadesse, R. Dorbez-Sridi, H. Capiaux, P. Pellen-Mussi, D. Chauvel-Lebret, H. Chaair, G. Cathelineau, "Síntese e caraterização in vitro do vidro bioativo 47S CaO-P2O5-SiO2-Na2O derivado de fusão", Ceramics-Silikaty 52 (3), pp. 121-129, 2008.
M. Brink, T. Turunen, R.P. Happonen, A.Y. Urpo, "Compositional dependence of

bioactivity of glasses in the system Na2O-K2O-MgO-CaO-B2O3-P2O5-SiO2", John Willey & Sons, pp. 114-121, 1997.
J.M. Oliveira, R.N. Correia, M.H. Fernandes, "Efeito da especiação de Si na bioatividade in vitro de vidros", J. Biomaterials 23, pp. 371-379, 2002.
X. Xu, Y. Leng, "Theoretical analysis of calcium phosphate precipitation in stimulated body fluid", J. Biomaterials, vol. 26, no. 10, pp. 1097-1108, 2005.
Y. Zhang, J.D. Santos, "Caracterização microestrutural e formação de apatite in vitro em cerâmica de vidro CaO-P2O5-TiO2-MgO-Na2O" J. Eur. Ceram. Soc. 21, pp. 169-175, 2001.
L.L. Hench, "The story of bioglass", Journal of Materials Science, vol. 17, n.º 11, pp. 967-978, 2006.
K.E. Wallace, R.G. Hill, "Influence of sodium oxide content on bioactive glass properties", Journal of Materials Science, vol. 10, n.º 12, pp. 697-701, 1999.
A.W. Wren, F.R. Laffir, A. Kidari, M.R. Towler, " The structural role of titanium in Ca-Sr-Zn-Si/Ti glasses for medical applications", Journal of NonCrystalline Solids, vol. 357, no. 3, pp. 1021-1026, 2011.
A.S. Monem, H.A. ElBatal, E.M.A. Khalil, M.A. Azooz, Y.M. Hamdy, "In vivo behavior of bioactive phosphate glass-ceramics from the system P2O5-Na2O-CaO containing TiO2", Journal of Materials Science, vol. 19, no. 3, pp. 1097-1108, 2008.
H. Grussaute, L. Montange, G. Palavit, J.L. Bernard, "Phosphate speciation in Na2O-CaO-P2O5-SiO2 and Na2O-TiO2-P2O5-SiO2 glasses", Journal of NonCrystalline Solids, vol. 263, n.º 1-4, pp. 312-317, 2000.
H.A. Elbatal, E.M.A. Khalil, Y.M. Hamdy, "In vitro behavior of bioactive phosphate glass-ceramics from the system P2O5-Na2O-CaO containing titania", J. Ceramics International 35, pp. 1195-1204, 2009.
S.M. Salman, S.N. Salama, H. Darwish, H.A. Abo-Mosallam, "Bioatividade in vitro de vitrocerâmicas do sistema CaMgSi2O6-CaSiO3-Ca5(PO4)3F-Na2SiO3 com aditivos TiO2 ou ZnO", J. Ceramics International 35, pp. 1083-1093, 2009.
M.I. Alemany, P. Velasquez, M.A. de la Casa-Lillo, P.N. De Aza, "Effect of materials' processing methods on the 'in vitro' bioactivity of wollactonite glassceramic materials", Journal of Non-Crystalline Solids 351, pp. 1716-1726, 2005.
V. Rajendran, A.V. Gayathri Devi, M. Azooz, F.H. El-Batal, "Physicochemical studies of phosphate based P2O5-Na2O-CaO-TiO2 glasses for biomedical applications", Journal of Non-Crystalline Solids 353, pp. 77-84, 2007.
A. Shaim, M. Et-tabirou, L. Montagne, G. Palavit, "Papel do bismuto e do titânio nos vidros Na2O-Bi2O3-TiO2-P2O5 e um modelo de unidades estruturais", J. Materials Research Bulletin 37, pp. 2459-2466, 2002.
N. Shirong, D. Ruilin, N. Siya, "The influence of Na and Ti on the in vitro Degradation and Bioactivity in 58S Sol-Gel Bioactive Glass", Advances in Materials Science and Engineering, pp. 1-7, 2012.

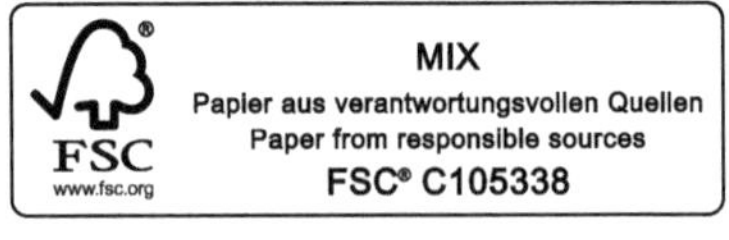

Printed by Books on Demand GmbH, Norderstedt / Germany